新心靈

A New Vision of Mind & Spirit

新心靈叢書 45
絕處逢生：許醫師癌症身心靈療法
口述　許添盛
文字整理　張雅眞
主編　李佳穎
責任編輯　許邦珍
封面設計　唐壽南
商標設計　陳國強
發行人　王榮文
出版發行　遠流出版事業股份有限公司
臺北市南昌路 2 段 81 號 6 樓
郵撥　0189456-1　電話　2392-6899　電傳　2392-6658
香港發行　遠流（香港）出版公司
香港北角英皇道 310 號雲華大廈 4 樓 505 室
電話　2508-9048　傳真　2503-3258
香港售價　港幣 83 元
法律顧問　王秀哲律師・董安丹律師
著作權顧問　蕭雄淋律師
印刷　鴻柏印刷事業股份有限公司
2004 年 7 月 1 日　初版一刷
行政院新聞局局版臺業字第 1295 號
售價新台幣250元　（缺頁或破損的書，請寄回更換）

ISBN　957-32-5257-0

YLib.com 遠流博識網
http : //www.ylib.com　E-mail : ylib@ylib.com
遠流心靈勵志專屬網站
心靈左岸　http : //www.ylib.com/heart

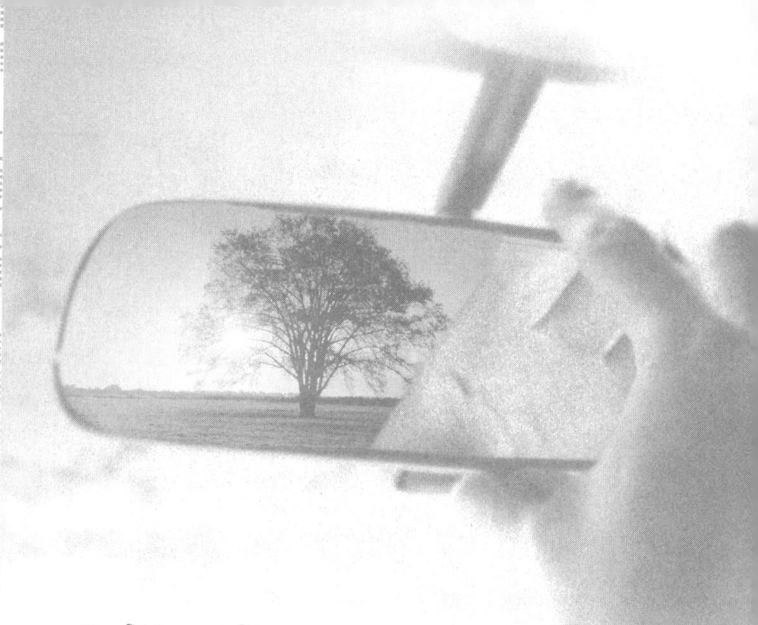

絕處逢生

許醫師癌症身心靈療法

許添盛◎口述
張雅眞◎文字整理

出版緣起

心靈新視野

王榮文

這套《新心靈》叢書所揭示的編輯理念是，不斷以一種新的視野，探瞰人類的心神與靈魂。

在內容上，它超越物質、時空與科學典範的規限，不排除人類經驗的任何部分，包括神祕經驗、精神感知，與直觀的智慧。在方法上，它仍然重視推理，但不以實證法為必然，而更致力於撼動人們生而有之的想像力與領悟力。在品質上，它的格局必須博大得足供讀者親自參與思考及體悟，甚至有暫時存疑的自由；不強迫灌食任何一種信仰，造成迷信，或訴諸法術的教習，形成另一重心靈桎梏。

做為讀者的您，可以是科學的愛好者，也可以謝絕宗教教義，但這並不對立於您對心靈的關心，以及對智慧的嚮往。出版這套叢書，是基於我們對於人類身為萬物之靈的一種慶幸，也是一種提醒。讓我們尊重、了解並善加開發自己的高層精神力量，讓萬物因人類的智慧而美好。現在，就請接受我們的邀約，共同晤訪這幻化多姿的心靈大千世界。

目錄

Dr. Hsu's Spiritual Prescriptions of Healing Cancer

〈推薦人的話〉

起死回生一念間

王季慶

讀這本書的過程本身，便是一種「治療」。

想當年我翻譯賽斯《個人實相的本質》時，常常撫卷歎息，深深的為他對人類心靈的洞察力感到震撼。那是一本心理學的精闢之作。新時代思想主張：「認識自己便認識了神」，說來簡單，但實行起來卻往往得窮畢生之力啊！

在添盛幫我筆錄賽斯的《個人與群體事件的本質》時，他已進入醫學院。那一本有關天災人禍的「內在」導因的書，顛覆了很多傳統社會的見解，尤其在醫學上，更對西方醫學之捨本逐末——捨心而逐身——多所著墨。添盛內心於是更充滿了掙扎，他不認同狹隘的「物質醫學」，但如何將他體悟到的身心靈整體醫學觀變成實際可行、對人有幫助的新醫學呢？

在西方，亦有一些發現傳統醫學的不足、轉而鑽研心理對健康影響的醫生。我持續閱讀這方面的書籍，但他們或偏重於所謂的「另類療法」，或強調飲食、運動，加上膚淺的心理治療；或有極少數著重於心靈及信念的理論，卻少有實踐成果的報告。

添盛並不多花時間和精神去看別人的理論，反倒是經過十幾年不改初衷的努力，由研讀、矛盾、苦思、解明、融會到實際應用，極富獨創性的發展出他自己的一套。

添盛最見長的是，將他思考和實驗的精華，運用在對癌症病友和有精神問題的人身上。數年來，他以驚人的毅力和極大的愛心去做，已有相當的效果。添盛終於可以有信心的將他的方法和成果逐漸形諸文字，除了他已幫助過的病友之外，更嘉惠於一般讀者。

至於他的理論和實踐，我想就由讀者自己去感受和判斷吧。

順帶想說的是，當我閱讀本書的稿子時，基於我個人對於文字表達的重視，及長年寫作、審訂的習慣，有些地方頗為困擾，覺得結構上比較散漫，或沒有精確的解釋說明。但和添盛再度溝通之後，我接受了他的表達方式，不再堅持所謂的「嚴謹」。這種對要求「完美」和「嚴謹」的釋放，本身豈不也是一種「治療」？

對於習於嚴以律己，進而不自覺的嚴以待人，因而造成各種身心不適的我們，這是不是一個「鬆動」的契機？

這正是添盛以他一貫的信心和熱誠，所要灌輸給我們的健康良方！

我們的文化推崇的是謹言慎行、文質彬彬的君子，我們要求每個人都活在重重的框框之內。添盛卻以他靈活的方式，隨處看到生機的信念，和對人性本身的信心，送給了我們這本「文如其人」、俗擱有力、足以起死回生的作品。

【推薦人簡介】王季慶，成大建築系畢業，留學加拿大，並旅美十餘年。經歷半生的心靈追尋，遍覽各類心理、宗教、哲學、神祕學等書籍。於一九七六年首度接觸啟悟性的「賽斯資料」後，心弦震動，遂開始譯介賽斯書系列及新時代經典作品共十餘種，為國內新時代思潮的發起人，並於全省各地組織新時代讀書會，成立「新時代中心」，致力將新時代的訊息介紹給國人。引介「賽斯系列」、「伊曼紐系列」及「與神對話」系列等書，著有《心內革命——邁入愛與光的新時代》、《賽斯讓你成為命運的創造者》。

〈自序〉

從「心」著手

許添盛

開始接觸時代的賽斯思想，大約是在十幾年前，那時候還沒有進醫學院。後來在醫學院的求學過程中，我的心裡一直有著隱微的掙扎：在醫學院所學的這些知識及技術，真的夠用嗎？隨著醫學知識逐漸增加，對新時代思想的體會也日益擴展後，兩者開始產生了交集。

畢業後，在台北榮總醫院當實習醫師，讓我終於有機會可以將醫學院的專業知識，和新時代思想裡對於身、心、靈的概念予以結合。在台北市立仁愛醫院家庭醫學科服務時，更將兩者融會貫通了起來，但也更深刻的感受到現代醫學的確有其尚待發展的空間。

現代醫學固然有很多赫赫有名的巨擘，也有非常多的人士對於這方面的研究發展不遺餘力，但不知怎地，我的內心始終有不足之感。對我而言，人絕不僅只是一個身體而已，人生包括了身體、心理、社會以及靈性的層面，此四者密不可分。

當我拿到家庭醫學科專科醫生的資格後，為了更瞭解人類的精神、心靈對身體的影響，於是又轉入了台北市立療養院精神科。

本書裡很多新時代的醫療概念，是我這十幾年來對身體、心理以及新時代的思想不斷摸索、潛心研究以及臨床經驗的精髓。

從事癌症治療的緣起，是因為在多年前，有個朋友罹患了癌症。當他被診斷出肝癌時，已經是末期了，當時的醫學宣判他大概只有四到六個月可以活。基於對生命的熱忱，以及想要以自己的所學開展一番新天地的雄心壯志，於是開始和王季慶女士為這位個案做一個禮拜二至三次的身心靈整體治療，並結合正統的醫學治療。沒想到治療的效果出乎意料的好，連醫生都覺得這是一個相當不可思議的奇蹟，我這位朋友至今仍然健在。

如同文中所提及，對癌症的治療，光是對身體進行手術、化學治療、放射治療或是荷爾蒙療法，甚至所謂「另類療法」或實驗療法是不夠的，最終還是得從「心」著手，這是我向來強調的。這麼多年的臨床經驗一路走來，我依然如此堅信：唯有從心治療才是最根本的治療，而其他的治療也才能夠有其功效。

長久以來，大家都感受到醫學的無力感，也很認同身心一體的觀點，可是卻鮮少有人真的能夠把這樣的洞見，變成一種可供操作、甚至複製的治療方法。

我從事這樣的治療裡發現，的確有現代醫學不具有的理論基礎及治療的技巧存在，其治癒的效果斐然可觀，而這些你可以在這本書裡找到。比如文中所提到的「當下就是威力之點」的觀念，固然是耳熟能詳的說法，可是卻有很多人不曉得該如何運用。

在本書〈超越時空的癌症療法〉一章，說明了「威力之點在當下」這樣的治療法，著重的是立即改變的力量。當下立即採取一個有力的行動，而且在當下那一刻深信你的身體是健康的。信念的改變可以修復基因，藉由當下心境的改變，可以改變我們的過去：某個潛意識過去情境的改變，會讓突變的基因慢慢地被修復，使我們的身體逐漸產生復原的作用。藉由這樣的體悟，癌症個案會逐漸遠離對人生的恐懼，開始進入生命的核心，進而找到自己的內在力量。

當你瞭解這些概念，具備了這樣的治療技巧之後，你會發現：癌症不是絕症，它所帶來的，不是對生命的衝擊，而是整個生活品質的改善；癌症的治療是全面性的，它涉及的，不單是身體的層面，更重要的部分在於人生觀念的調整。

癌症是二十一世紀人類的頭號敵人。未來的科技固然會有長足的進步，但再發達的物質科技，也解決不了心靈層面所引發的問題。癌症並非只是身體上的病變，冀望以醫學和藥物的進步來發展治癌的技術，不啻緣木求魚。

當你閱讀這本書時，也許呼應了你內心所隱約感覺到的真理，或是喚醒了你對生命的真知灼見。不管你是癌症病友、病友家屬，或是治療癌症的專業人員，希望這種對癌症截然不同的認知以及因而產生的全新治療法，能夠為你帶來不同的思考方式。如果你認同，並有意推展這些理念的話，歡迎一起投入「從心抗癌」的行列！

此外，本書的完成，要感謝張雅真小姐將我的口述相當辛苦地化為文字，以及新時代中心的創辦人王季慶女士和前秘書長施品如小姐的精神支持。

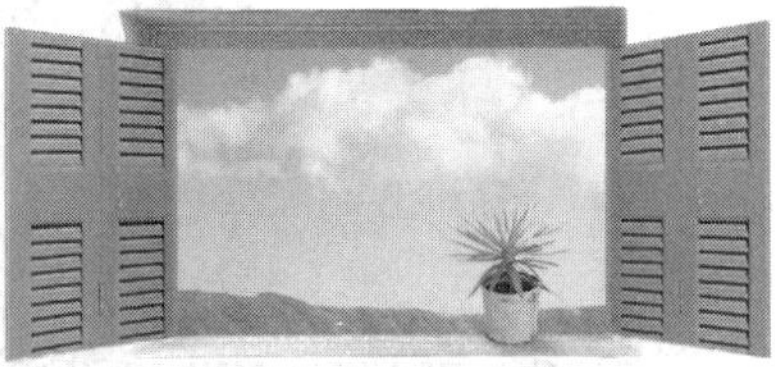

Dr. Hsu

第一章　給你一個癌症新定義

。。。

癌症應該被視爲人生的轉機，這個轉機不是教你怎樣去吃更多的健康食品，或是教你如何去找更多的抗癌方式。這個轉機是教你如何去改變人生，引導你去重新檢討對生命的態度。

癌症，是身體的一種重大疾病。當然，很多癌症是可以經由早期診斷而早期療癒的。但對大多數人來說，得了癌症，似乎就代表「離死亡不遠」了。而現在，我想為它重新定義。

癌症新定義——人生的轉機

> 癌症不應該只被視為身體的疾病，它是透過身體而反映出來的人生現況。

這正是我的觀念跟西方醫學最大不同之處。癌症不是因，而是一個果。我個人認為，真正致癌的原因，並非如現代醫學以為的由飲食因素、化學污染，或是有些醫學專家所說的自由基的問題。以飲食為例，過度強調「吃致癌物會致癌」的想法，只會讓人產生恐懼，而恐懼對身體的危害遠大於致癌物。思想、情感、生活態度與身體的關係，遠比吃下去的東西更密切。請記得：You are what you think, not what you eat!

沒錯，癌症的確是一種基因的病變。這一點毋庸置疑。可是，到底是什麼原因導致基因病變呢？現代醫學的最大問題在於：現代醫學其實是一種物質醫學，並非真正的醫學，但大家卻會把物質醫學和醫學畫上等號。我想提倡一個革命性的觀點，那就是：真正致癌的因子，不是在物質層面能夠找到的。

在我治療的許多個案裡，我常常看到，真正的原因是發生在心靈面，甚至可以這麼說：心靈原因如果沒有被瞭解、沒有被洞悉、沒有予以面對的話，任何只考慮身體的醫療、物質的醫療，或是所謂「基因療法」，基本上都是捨本逐末，甚至是本末倒置的做法。我甚至認為，這也是為什麼現代醫學對癌症向來有力窮的感覺。唯有當醫學的發展不再只考慮身體，而開始正視心靈在其中扮演的角色時，那才是最究竟的醫學之道。

所以，我要對癌症重新定義：癌症應該被視為人生的轉機，這個轉機不是教你怎樣去吃更多的健康食品，或是教你如何去找更多的抗癌方式。這個轉機是教你如何去改變人生，引導你去重新檢討對生命的態度。它要引導你去問問自己：「你為什麼活著？」「你過的是一種什麼樣的生活？」透過這樣的覺醒，才可能把啟動基

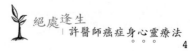

因產生病變的力量，導至開創生命契機的方向。

大多數的醫學專家並沒有真正看到這一點。在整個醫學教育裡，所學會的大概就是物質醫學吧！在我的觀念裡，假設癌症是顯現於身體的一個結果或效應，那麼真正能夠啟動這個過程的，其實是心靈的力量。如果我們能夠瞭解這樣的力量，也許未來對癌症的整體治療就會有不一樣的思考。我們將不會一直追著癌細胞窮追猛打，有時甚至連正常的細胞也遭殃；我們會找到背後扭曲的能量究竟是怎麼一回事，然後進入能量的層面做調整，讓這樣的細胞病變得以逆轉它的過程。這也是我近幾年來一直在努力的方向。

就如我前面提到的，癌症應該被定義為：

一、它是心靈能量被阻塞、扭曲而顯現在肉體上的結果，所以應從心著手，而非從身著手。可惜的是，很少人能認清身體健康與心靈的關係。

二、它是對生活品質的追求、渴望改變的動力。癌症的興起，代表大多數人的生活方式並不符合內在的需求。現代人生活品質的提高，只在於物質水平，而心靈能量是被扭曲的；人類已經到了不能再逃避的地步了。

三、它是人生的轉機。人們應學習如何將這股被壓抑的情感能量，轉化為提昇生活品質的動力。

癌症病人應如何看待自己？

大多數病患在得知自己罹癌的剎那，大概都會覺得莫名其妙、自認倒楣，或認為是自己的飲食方式不健康所導致，或是歸咎於遺傳因素。於是他能做的，只是尋求醫學的協助，例如開刀、化學治療或是放射治療等。很少人能夠在這些過程中尋找到內在的力量——一個真正能夠轉化生命品質的力量。

邏輯很簡單，如果一個人不明白自己為什麼得到癌症，他又該如何去治療癌症？僅憑一些醫學科技就能幫他倖免於難嗎？一個得到癌症的人，他應該去想想自己的內在是怎麼一回事；是什麼樣的因，導致疾病的醞釀。

其實，就現代醫學的觀點，癌症也不是一朝一夕形成的疾病，它有逐漸發展的過程。可是，現代人對於人生與身體之間的關係實在太陌生了，很難透過對自我的覺察，瞭解到自身的內在力量是如何被扭曲而產生這樣具毀滅性的效果。

很少人會對自己要過的生活給予真正的關注，而多半只著重在金錢與物質上。癌症則讓問題浮上檯面，逼你去面對。它是生命的品管者，靈魂的警訊。

如果大家能夠瞭解上述的概念，相信一定能明白，癌症就彷彿是身體的毀滅性訊號。當一個毀滅性訊號啟動之後，不僅只是毀滅身體這麼簡單而已，它其實是要指出人生的新方向。當我們聽到那個警訊，如果能認出啟動它的原因，我們就可以去改變那個過程。

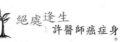

依我自己的經驗，在臨床個案身上，我往往看到一股自我毀滅的傾向，可是大多數病友並沒有看到這一點。當這樣一股毀滅性的訊號響起之後，他們才警覺到，原來自己的人生已經到達不可收拾的狀態了。即使到了這個地步，仍只有少數人願意回過頭來面對他們的人生。

我常覺得，真正的問題絕不在癌症上面。很多人以為自己只是得到了癌症，只要癌症治好就沒有問題了。這樣的想法對癌症病人來說一點好處也沒有！如果這個人的想法可以換成：「我所得到的癌症，正是反映出我的一些人生態度，尤其反映了我對未來的絕望。」那麼我會恭喜他，他有救了！他明白癌症是一個轉機，是要引導他去找到自己內在生命的出口。因為他的內心其實經歷著很大的痛苦與絕望，找不到出口，正處在一種無能為力的狀態，也沒有能力去改變這樣的情境。

這個時候，癌症的訊號出現了，它告訴你：你有兩條路可以走，一是自我毀滅，讓癌細胞蠶食你的身軀；另一個是把它當作轉機，去集結你的能量做命運的突破、生命的大回轉，以全新不同的態度面對人生，而這是你之前沒有勇氣去做的！癌症讓你有勇氣去過你以往不敢過的日子，並放棄你原來食之無味、棄之可惜的生活。

開啟內在的力量

我想提供一個建設性的概念，那就是：癌症存在的目的，其實是為了引導人們走向更好的生活品質，而非如醫學描述的，它就像惡魔般地想奪走你寶貴的生命。

當你覺察到癌症與你內在的沮喪、絕望有關，它的起因是在你的情感、思想及生活裡，而非在物質裡，這就像我剛才所說的：「恭喜你！你有救了！」因為你很清楚明白：癌症只不過是個幻象，它反映出你的心境，反映出你內心的絕望和痛苦，是絕望和痛苦讓你無法活下去。這才是真正的理由。

我再強調一次，絕對不是你的癌症讓你活不下去！但是很遺憾，我們處身在一個以物質文明為主的社會、以西方物質醫學當道的思考邏輯裡，所以關於「真正的問題絕不在癌症上面」這樣的思維，或許會令大家覺得非常陌生，可是事實的確如此！

只有破除掉對癌症的恐懼，我們才會有力量把它變成一個轉機。有個很重要的觀念要告訴大家，那就是：很多人得到癌症之後，會把目標放在「我如何能夠活得更久一點」，可是這並非癌症要告訴我們的！相反的，癌症希望我們知道：你活得這麼久，卻活得那麼沒有品質，有什麼意義呢？要如何活才會讓人生發光？要如何活才會覺得人生有價值？什麼才是你真正想過的人生？

癌症其實是要引領我們去開啟內在的力量。我願意再三強調，癌症是內在生命能量被阻塞、扭曲的結果，可是我們對這個被阻塞、扭曲的能量，往往並未付出真正的關注。其實，這被扭曲的創造性能量已啟動了基因的突變，使細胞不正常增殖，一般人在發現自己得到癌症之後，非但對這個能量視而不見，反而進一步動用各式醫學科技去打擊這個能量扭曲過後的結果，以為這樣就能治好疾病。然而，真正治療癌症的契機在於：能夠認出這樣一份被阻塞的創造性能量是如何被扭曲的。

如果這內在生命的能量沒有被扭曲的話，它可以大幅更新你的身體機能，使你的生活充滿創造力，讓你的靈魂活力洋溢。

主宰者是自己

其實，癌症治療涉及的範圍非常廣泛，必須對生病的個體有深深的同情與瞭解，還要對他的人格所面臨的困境有所覺察，甚至病患自己，一定要超越我前面所提到的那個幻象。身體的癌症只不過是個現象，它跟魔術師在表演時展現出來的舞台效果沒有什麼兩樣，只要我們真的瞭解它內在真正的原因和機制，其實就沒那麼可怕了。

大多數人一旦得知自己罹患癌症，當下就慌了，以為自己不再是生命的主人，一下子就被擊垮，面臨著死亡的威脅，身體似乎脆弱得像個無助的嬰兒，任由疾病宰割；或是尋求外來醫學的力量，把身體當成了戰場，讓外來的癌症，與外來的醫學力量對抗，可憐遭殃的總是我們的身體。就好比日俄戰爭，日俄兩國在中國打，不管誰贏誰輸，倒楣的都是中國。

現在我要提出一個很重要的觀念：癌症並不是外來的一個力量在你身上莫名其妙地發生，你會這麼想，是因為我們對自己的心靈實在太缺乏瞭解了！如果一個人能夠覺察到，他內在扭曲的情感對生命無力的怒吼，竟然可以產生癌症；如果他明白自己有那個力量，當然就有能力去扭轉那個力量，因為他知道：主宰者是自己！

這一點，大家聽起來或許會覺得有點像童話或神話的感覺，不過我要強調，現代人對自己的認知過於狹隘，對自己的瞭解實在太有限了，彷彿把他所有的自己都等同於他的自我，劃地自限，才會產生這麼大的無力感。

所以，請記得這段話：

如果我們能擴大對自我的認知，擴大對自我的覺察，我們自己就會擁有抗癌的力量，而進一步將這個人生的危機化為轉機，藉以改善生活品質，而不是成為癌症的受害者。

受害者永遠是沒有力量的。我們必須破除對癌症的恐懼，誠實的面對自我，不再逃避，不再自我欺騙，肯定癌症在我們生活中扮演的角色，找到它在個人生命當中的理由，這才是癌症存在的正面意義！

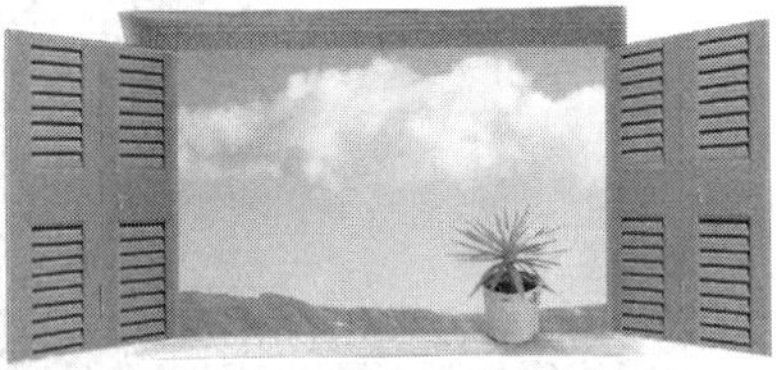

第二章 身體天生是健康的

。。。

身體健全性的觀點是：身體是很不容易生病的，而且它會自己治癒大多數的疾病。現代醫學對於身體的自療力量幾乎是不願意去承認、不願意去面對的，認為那只是一個巧合，並不認為身體是蘊含智慧的有機體。在這樣的基礎下，很多人被剝奪了自我治癒的機會。

事實上，人體每天都會產生癌細胞；但顯然我們大多數人還是過得很好。那是因為我們的身體健康、抵抗力強！許多解剖病例顯示，在非癌症死亡（如車禍、老化等其他因素）的案例之中，有高比例的人身上都具有癌細胞，但他們卻不是死於癌症。

身體有防禦及治癒的能力

DNA在複製的時候，有很小的機率會產生突變。在DNA的層面，它有自我修復的能力。當一個癌細胞產生的時候，會啟動免疫系統（如啟動天然殺手細胞、白血球或其他化學物質等）來把它消滅掉。即使癌細胞已經開始蔓延，進入了血液裡面，身體還是可以產生化學機制而予以剷除。要使一個人的癌細胞慢慢長大，其實不是件容易的事情——因為身體有許許多多的抗癌機制。基本上，它是很複雜的過程，所以醫學界至今對於癌症的起因，並沒有一個定論。

整體醫學認為，疾病的產生，包含了身、心、靈三個層面。現代西方醫學則較注重物質層面，強調用手術、化學治療或放射治療等，而這些治療在功能上其實只是用來輔助我們的免疫系統。

當自然免疫系統、免疫細胞沒有辦法把癌細胞殺死時，肉眼看得到的癌細胞就得用手術切除，肉眼看不到的部分就用高能量的X光射線把局部代謝力較強的癌細胞破壞、消滅（當然，有時正常細胞也會遭殃，導致纖維化）。但當癌細胞可能已經擴散到其他地方，或已存在血液裡面，跟著血流或淋巴液到處跑時，總不能全身都照放射線，就只好做化學治療，將化學物質由血管打進去，是全身性的，以便殺死可能已經擴散到更遠的癌細胞。

上面所提的這些方法，在現代醫學界已有很好的發展。但如果我們承認：疾病的產生不是只有身體的因素，和心靈因素也有關係的話，那麼，治療也必須從心理和心靈方面來著手。

現在醫學已逐漸證實，我們的免疫系統，與自身的情緒、生活狀況有很密切的關係；也就是說，我們的免疫系統是高度受情緒狀態影響的。實驗發現：一個長期處於壓力狀態的人，做抽血檢驗時，免疫力會下降，這表示在那時候，他的體內是比較沒有抵抗力的。

我們現在似乎太過於強調疾病的外來性，而忽略身體本身的防禦及自癒能力，一直靠外來的方法幫助我們的身體，自己卻充滿了無力感，彷彿除了把自己交給醫生之外，自己是無能為力的。

身體並不容易得癌症

大多數人對身體的認知有所偏差，以為人很容易得到癌症。以平均每四至五人，就有一人死於癌症的統計數字來看，的確有這樣的暗示，而癌症的確也躍居十大死因的榜首很多年了。在我們的親戚、朋友和同事之間，罹患癌症的消息時有所聞，彷彿它隨時會發生似的。這是很壞的負面影響，讓人們覺得身體好像隨時都會得到癌症。我要鄭重澄清這樣的觀念！

其實，身體是很不容易得到癌症的。身體天生有許多的抗癌機制，不管是在癌症形成之前，或是在早期形成的過程中，它都有能力將癌細胞消滅掉。人體幾乎有能力抵抗任何一種癌症的發生。我們大多只看到負面的例子，卻並不了解真正致癌的原因。

真正致癌的因子，其實不是身體的問題，這個觀念和主流醫學的觀點是不一樣的。主流醫學認為是「身體本身」得到癌症，而讓這個人的人生開始受苦受難。但我要持相反的說法，我認為是心靈的某些因素影響到身體，而讓身體得到癌症。就本質上來講，不是身體的問題，身體是可以免於癌症的，甚至得到癌症之後，身體還是可以治癒它自己。

身體反映出兩個因素：一，身體天生朝向健康、活力的本能。二，這個人的心理狀態。

身體和心理是互為表裡的，任何的思想、情感、快樂和悲傷都會透過身體來呈現。如果說，身體是一個人總體心靈的具體化，其實並不為過。正因為身體必須反映出這兩個因素，所以能夠抵抗外來的細菌和病毒，可是它也必須反映出這個人內在的心理情況，這是它無法抵抗且責無旁貸的。唯有透過這樣的即時反映，人們才能學著去認識自己，學會一種自我負責的創造精神。

身體健全性的哲學基礎

在此，我想回到最根本的理論。在西方的哲學思考裡認為：意識是物質的附屬品。他們認為是先有了物質的宇宙，那時並沒有生命，經過幾億年隨機的碰撞而產生了有機質，再經有機質的運作後，慢慢才產生最簡單的生命體（如藍綠藻），而意識是附屬於生命物質的，且為高等生物所獨有。

隨著達爾文的進化理論推演，認為各個有機體是按照「適者生存，不適者淘汰」的原則，開始演化它的複雜度，衍生出各式各樣的物種。在西方的哲學思考裡，意識是身體物理及化學運作下的產物，會隨著身體上的各種生理變化而產生覺受，但意識對於身體的疾病卻沒有多大的掌控力。

從新時代的思考角度來看演化論，與傳統的演化論就完全不一樣了。新時代的觀念認為：物質是由意識的能量所形成，是意識賦予了物質的存在及豐富性。意識演化出它在物質世界裡的形體，為的是在物質世界裡學習及操作，意識是形體背後的主宰。因此，在新時代思維裡，連物質都是意識創造的，更何況是身體的疾病呢？

傳統的西方哲學思考中，身體被視為一部機器，而醫學只是處理身體的問題，並不認為人的身體和心靈有多麼密切的互動，所以發展出一種很機械的宇宙觀和醫學觀。新時代理論則認為：身體根本是一個物質化的意識。當然，我這裡所講的「意識」並不是一般所以為的「自我意識」；身體更像是靈魂的物質面，由身體意識所掌管。

我覺得未來人類要進化的方向，是藉由疾病去認識自己靈魂的創造力，而透過對靈魂創造力的瞭解和掌握，來增進身體的健康。這是需要自我覺察、自我認識方能得到的進步，和現代醫學的方向是不一樣的。由於這些基本觀點的差異，兩者產生了截然不同的見解。

依據新時代理論，身體是大智慧的結晶，是宇宙智慧在背後運作的完美產物，所以身體本身的內在智慧是我們要去瞭解、去認識的，而不是把身體當作一個無生命的機器來操縱，或把壞掉的零件汰舊換新就能解決問題。

西方人認為神是外在的創造者，而新時代思想基本上認為神是內在的力量，且認為身體運作的背後有身體意識的存在，它是讓你所有身體的生理功能得以互助合作、配合無間的龐大智慧。

可是，我們一直認為身體如同機械，這跟西方人以機械觀來看待宇宙是同樣偏差的見解。有趣的是，依「身體機械觀」的概念繼續引申下去，將可推演出「對身體的不信任」。

當你不信任身體時……

關於「對身體普遍的不信任」這一點，希望大家可以察覺到！比如說，翻開報紙、雜誌裡任何關於健康的理論，其中百分之九十九的訊息是告訴你：身體是不可信任的；身體會生這個病、那個病，會得關節炎；小病不醫會變大病；身體早期警訊有幾點：如果摸到硬塊要小心；咳嗽可能是肺癌的早期症狀等。這些訊息對身體充滿了不信任感。

大家不要小看這種不信任對身體的影響。當你的自我意識對身體越不信任的時候，越妨礙了身體本身智慧的運行，那你就越不健康。人是在一個邁向自我覺察、自我創造的過程裡。人的意識與動物意識最大的不同，是人擁有自覺意識，而自覺意識的力量很強大。

我可以跟各位保證，當你不信任身體天生的健全性，你絕不會擁有一個健康的身體。只有當你破除對身體不健全的信念，才有可能得到健康！

舉例來說，很多我的病人去做運動、從事有機飲食，或做很多我們覺得對健康很好的活動，可是他們背後的心態是什麼？是恐懼！他們恐懼如果不去做這些運動，如果不去吃健康的飲食，他們將會生病。我並不否認，任何物質或外在的因素會導致疾病這樣的理論，但這並不是主要的關鍵。任何物質或外在因素的確會影響身體健康，但程度有限。真正的力量是在心靈之中。

我想講一個大家最常忽略卻最重要的觀念：如果你因為恐懼身體會生病而去做運動、去從事任何可使身體健康的努力，基本上只會更加深你對身體的不信任感。適當的運動對身體健康固然有幫助，但是因為怕死、怕生病而運動，這種源於恐懼所做的運動可能會讓你更不健康。因為身體所接收到的訊息，是你對它的不信任！

就像之前提過的，人的身體天生是由一個很棒的智慧在背後運作，維持它自己的完美平衡，且幾乎可以抵抗任何病毒和細菌的外來侵略；可是，身體很難抵抗主人對它的不信任！

當內在人格對身體產生不信任，這似乎是對身體的致命傷害，因為身體接收到的是一個矛盾的訊息：骨子裡，你根本認為身體隨時會生病，根本不相信身體天生的健全性，因此才採取很多健康上的努力，例如吃健康飲食、生活作息一定要正常、不吃過期的食物、慢跑、游泳等。可是，很多人最後還是不健康，為什麼？因為健康最大的殺手是恐懼，是對身體天生健全性的不信任！很遺憾的，我雖然身為醫師，卻看到現代整個醫學的方向，是把人們帶到這樣的境地。

現代醫學的盲點

整體來講，西方醫學帶給人類的到底是利多於弊，還是弊多於利？我不敢下斷語。我只能說：就根本而言，當醫學越發達，人們似乎對身體天生的健全性越來越不信任，彷彿醫學所面對的疾病更多、更棘手，身體則成了更脆弱的受害者。

舉個例子來講，二、三十年前，大部分的疾病是傳染性疾病，現今傳染性疾病已經被控制住了，取而代之的是慢性病。慢性病是與生活方式、飲食方式和整個生命的形態有關係的。可是大家有沒有發現，現代醫學對慢性病幾乎束手無策。糖尿病、高血壓都只能控制，沒有辦法治癒，為什麼？

我要提出現代醫學的兩個重要盲點：

一、現代醫學是機械觀，把身體當作一個與人的心理狀態無關的機器。

二、現代醫學越發達，所專注的是病態醫學，只研究人為什麼生病，而不研究人為什麼會健康，讓人們對健康越來越不信任，彷彿身體不是自己的所有物，隨時會出問題，卻無能為力。

人們沒有跟身體建立一個親密互動的關係，就像人們跟土地的關係一樣。長久以來，人類覺得自己與大自然是分開的，一直想去操控、利用、壓榨大自然，結果，大自然反撲了。

整個西方醫學如果按照這樣的思考繼續發展下去，只會帶給人類更大的不健康，因為它所傳達的訊息都是負面的，加深了人們的恐懼，而沒有從一個很正確的、很內在的哲學基礎來做人生觀的改變。

身體健全性的觀點是：身體是很不容易生病的，而且身體會自己治癒大多數的疾病。現代醫學對於身體的自療力量幾乎是不願意去承認、不願意去面對的，認為那只是一個巧合，並不認為身體是蘊含智慧的有機體。在這樣的基礎下，很多人被剝奪了自我治癒的機會。

其實，在正常的情況下，人體本身就有好幾種足以致命的病毒，每個人都有！

我們一樣能活得很健康。但是，對身體普遍的不信任和身心分離的集體潛意識的結果，讓現代人的整體健康都退步了，從而產生了惡性循環：健康越退步，人們就越不信任身體；人們越不信任身體，健康越糟糕；然後，醫藥彷彿就越發達、越不可或缺了。

為什麼會生病？

以新時代觀點來看，如果一個人的身體生病了，有幾個方向可以想：

一、**身體正在小整修**。它需要藉由小病來讓自己重新發動一些免疫系統和內在機制，就好像一場風雨，可以把我們的街道沖洗得很乾淨一樣。這是身體自我治癒的過程，以預防自己得到更大的疾病，甚至可以說是身體的一種自我預防接種。

二、**它反映出我們的心理狀態。所反映的是：我們沒有去面對的是什麼？**最近是不是經濟壓力太大了？最近是不是陷入了一個無法逃脫又痛苦不堪的關係裡？是不是工作壓力太大了，想休息，老闆又不准？是不是一直跟老婆（先生）吵架，說出來又有什麼用，乾脆悶在心裡？諸如此類等等。一個人必須從更大的角度去考慮身體的健康，覺察身體反映出什麼樣的心理狀態，然後從這個方向著手。

比如說，一個人如果頭痛，那麼他可能要去想：到底是什麼原因造成頭痛？有什麼樣的困難？想離職或不想離職？還是最近有什麼樣的困擾想不通？……等等。

可是，如果你依西方醫學的角度去想，西方醫學會告訴你：是身體的錯！是身體出了問題，然後你開始對身體不信任，開始了一個「身心分離的過程」。隨著對身體的越來越不信任，使你必須藉由外界的藥物來幫助你恢復健康。你覺察了嗎？你把力量交出去了，治癒疾病的力量已不在自己身上，而在醫生身上、藥物身上了。你不但被剝奪了自我治癒的力量，還被剝奪了透過身體瞭解心靈進而達到身心密切互動的過程，反而更加深了一種負面的信念——身體是不可信任的！身體隨時會生病！

就如同我所形容的現代社會，人人都在恐癌，彷彿身體隨時會背叛你而得到癌症似的。這是整個西方醫學最後可能會導致的悲慘畫面，好像你已沒有任何的力量可以面對生病的狀態，疾病隨時會發生在你身上，隨時會讓你面臨死亡。

我的意思並不是說：生病表示心理上的錯誤或靈魂上的錯誤。就像我在前一章所講的，生病是一個自我覺察、自我成長、自我認識的機會，將你導向學習如何把危機變成轉機、面對你的困境，而達到自我突破與成長。

身體健全性的真正實情

一、在自然的情況下，身體幾乎有能力去對抗任何病毒與細菌。身體會不斷地學習、成長及自我防禦。

二、在癌症發展的過程中，甚至已經形成了癌症之後，身體仍有能力讓自己恢復健康的！

三、在自然的情況下，身體至少可以健康而快樂的活到九十九歲。

上述這幾項對身體的見解，與目前大家認識的很不一樣，其中的關鍵就在於我們這整個文明、醫學觀念的偏差，讓身體內在的智慧被抹煞了。

就像我在前面關於演化論那部分所闡述的，有個很偉大的身體意識在主導著身體演化的過程，掌控、協調著每個生理上的變化。然而，大家卻都不信任它，只專注在研究人為什麼會生病的「病態醫學」上，認為身體很脆弱、不堪一擊，對於相反證據視而不見。

所謂「相反證據」，是指有些人縱使罹患致命疾病，或是一般所謂的「絕症」，竟然還能夠康復！現代西方醫學對於這樣的個案並沒有真正去研究：為什麼這個人可以做得到。其實關鍵都在自我的心理狀態，這透露出人類的心智及身體有不可思議的彈性及潛能，而現代西方醫學沒有去做這樣的整合。相反的，它不斷向整個社會的人們催眠，透過報章雜誌、透過一般醫學知識、透過權威、透過研究室，讓大家越來越沒有辦法信任身體。我個人認為，這正是為什麼現代醫學彷彿越發達，人們卻越不健康的真正關鍵。

一個已經得到癌症的人，要如何看待他的身體？首先，他要重建對身體健全性的信任。其次，信任自己的心靈能量有扭轉身體疾病的力量。

病人要先破除「身體是脆弱的、身體是無力恢復健康」的這種觀念。很多人在得到癌症之後，對自己身體本來僅有的一點信心和信任往往也跟著破產了，這是最不利的情況，因為當你對身體越不信任，就越難恢復健康。

一個得到癌症的人，在心態上應該這樣問自己：我自己內在竟有這麼龐大的創造力，以致這個創造力扭曲的結果，可以讓一個這麼不容易生病的身體得到癌症！他應該問：「這是怎麼辦到的？」「How could it be! 這怎麼可能？」

他應該看到自己心靈偉大的創造力，然後把扭曲的能量導正，放在正面的努力上，而非其反面：只看到身體的不健全，以為身體是因為吃了不健康的致癌物，或遺傳的結果，或不健康的生活方式，而讓自己得到癌症。我要很明確的告訴大家：這些都不是重要的因素。在多年的臨床經驗裡，我從來沒有在臨床上得到這樣的證實。實驗室的結果只是證實該實驗主導者個人片面性的理論而已。

癌症是一種致命的壓力，真正的致癌因子是絕望。真正破壞身體的健全性而讓身體得到癌症的主要因素，不是放射線、不是致癌物質、也不是任何不健康的生活方式或是抽菸等，真正的致癌因子是對未來的絕望。只有深深的絕望，才會啟動身體的致癌基因，而把抗癌機制壓抑下去，身體的健全性因此被破壞掉了。如果在癌症的治療上，沒有去解決這個絕望，卻期盼治癒，那是緣木求魚。

所以，當我在治療癌症病患時，就身體健全性這一方面，我會先打破病患因為生病而對身體不信任以及導致健康情況更差的負面循環。然後，我會鼓勵他們瞭解身體內在的能量，去肯定並且引發身體自我療癒的能力，再配合這個人整個生活品質的改善，在找出他「生命中最想唱的那首歌」的過程裡，共同努力。

我要舉出一個新時代的重要觀念：很多人在一生當中，其實都曾不知不覺地得過癌症。有些人面臨生命的危機，例如創業危機、婚姻危機或是喪失親人的危機當中，在體內都曾經因為這樣絕望情緒累積而產生過癌細胞。可是在癌細胞成長到被發現之前，他的心境轉變了，也許事業出現轉機，也許找到下一個愛人，也許度過了喪失親人的悲痛情境，因此他的癌症也在不知不覺中消失了。可是有些人沒有度過這樣的危機，癌細胞就越長越大，以至於被檢驗出來，而進入了前面所提的循環過程。

請記得，當我們心理上產生正面的轉變，身體便會治癒它所得到的癌症，因為身體天生就擁有抗癌的力量。如果能夠讓一個得到癌症的人產生對身體的信任感和健全感，就會讓這樣的過程更順利。

健康的白努力定理

很多人為了讓身體健康，做了許多的努力。可是，就像我剛才所說的，如果他做這些努力的本質，是建立於對疾病的恐懼及對身體的不信任，那麼他所做的，其實效果很有限。因為他骨子裡根本不信任身體，而身體健康的真正殺手正是那些不信任感。

事實上，這與禪宗的觀念無異。禪宗的觀念並不是要你得到更多的智慧或佛性，而是強調「人人皆有佛性」，我們要做的是見到內在的佛性。這不是做得夠不夠多的問題，而是一種覺察。這個原則對身體幾乎也是一模一樣的。

很多人問我：「怎麼樣才能讓身體更健康？」我可以告訴你：「只要不扯它後腿，它自己就會健康！」因為身體擁有比我們頭腦及全世界知識加起來所能達到的更多的智慧。我們試著去信任它，它就會發揮本來的面目——它會健康，它會有活力，它會治療自己，它會抵抗細菌和病毒！

所以，人應該向身體的智慧學習，而不是在一個不信任的基礎上對待自己的身體。打個比方，就像我們住在地球上，陽光自然會普照大地，植物自然會行光合作用。如果人類不破壞地球，不污染它、不繁殖過多人口，大自然便能足夠地供應人類的所需，「自然」會照顧它自己，我想這和身體的狀態是一樣的。

事實上，身體擁有的彈性遠比我們所知的要更大。例如近視的問題，如果身體在早期假性近視的階段，能夠採取一些方法預防，或是在度數加深時，不要對眼睛的自我恢復功能沒有信心而馬上配戴眼鏡，將「近視」固定下來，事實上不會有那麼多近視的人。近視其實是一個人類集體自我催眠的現象，是一種流行。

我期待將來的醫學能夠多研究身體天生具有的彈性；例如：「為什麼有些人可

以在醫學已經認為絕望的情況下恢復健康，這代表什麼？」「如果人的身體有這樣的潛能，那麼潛能到底是怎麼發生的？」醫學應該多朝著這個方向去研究才對！如果某人的身體能夠在癌症的末期奇蹟似的恢復健康，表示什麼？表示他體內一定有個強而有力的抗癌機制存在！

但為什麼大多數的人沒有這樣的際遇呢？

我覺得，關鍵其實就「心靈」。真正的致癌因子及治癌因子是在心靈當中，身體只不過忠實的反映出心靈而已。所以，我最終的目的，是希望重建大家對身體健全性的信心。由於現代人在潛意識裡已經很難信任他自己的身體，因此，我所提及的觀點是從潛意識裡探究，期盼將來醫學的研究，是去發現「身體是如何治癒它自己的」。

對於現代醫學，新時代觀念裡有一句很有趣的話：身體在這麼多干擾因素、主人對它這麼強烈不信任、且投以這麼多的藥物治療下，竟然還能恢復健康，真是太神奇了。

以我個人為例，我和大家處在同一個社會環境當中，以前，每次感冒我都會發燒，而且每次在考試前或在很大的壓力下，就一定要吃藥、打點滴才能退燒。可是，自從接觸「身體健全性」的觀念後，雖然還是會生病，也會發燒，有時也會得腸胃炎，一天瀉個一、二十次，可是，我開始採取一種比較溫和的自我對待方式，並不直接跳到藥物治療，通常在一、兩天內，疾病就會好轉。

如果病情沒有好轉，我會問問自己：

一、應該怎樣調整生活步調？是否太忙、太累，疏於照顧自己內在的需求。

二、有沒有一些尚未面對的負面情緒或心中的鬱悶？

三、最近跟周遭朋友有沒有一些該講清楚說明白、卻沒有去面對的事情？

四、是否「心」又關起來了，沒有多愛自己及身邊的人？

當然，我會更加信任身體，並且面對自己該面對的狀態。當我把事情解決之後，身體很快就康復了。我比較不贊成西方醫學只管身體及偏重藥物的治療，而贊成這種溫和的、支持性的療法，把整個身心帶到更大的統一。

在治療氣喘個案的經驗裡，我認知到：並非細支氣管的痙攣而讓病人吸不到空氣，那是果，不是因。在最深的根源裡，其實有一種對愛的渴望或面臨恐懼，發作也許代表一種呼救吧！此時，身體也許更需要的是情感上的安全以及愛的滋潤。

疾病的發生，會讓我常常去做更深的思考，找到更深的心理根源，而不是很簡單的用藥物來打發身體。身體的疾病不是用來被打發的，這是我很強調的觀念，跟傳統的理解不一樣。所以我常講，不是身體的問題，身體只不過是發出訊息來反映心靈的狀態而已。

我不否定任何外在醫療、藥物、食療對身體的助益，這些都是用來協助甚至加強身體的自療系統的。然而，目前的社會觀念剛好相反。身體的自療系統根本沒人理會，大家都逕靠外在系統，難怪人們越來越不健康。其實，吃維他命C、吃營養品，也是為了提醒我們去做營養上的調整，但不應光靠外來食物主導我們的健康。

第三章　如果只有三個月可活……

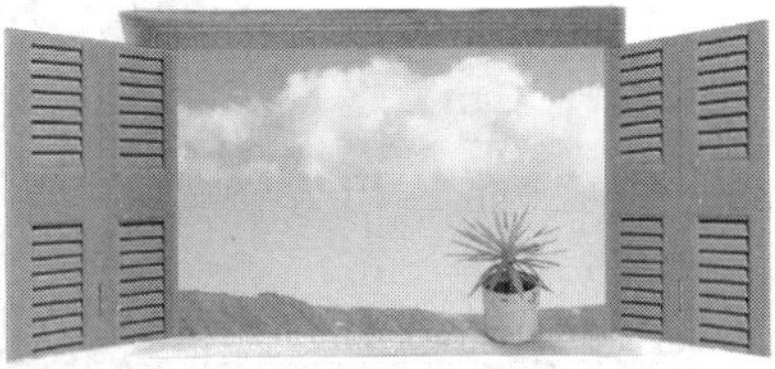

Dr. Hsu

癌症的發生，通常都在病友人生最谷底的一段時刻，而隨後的日子，由於知道自己的生命已經不能再這樣下去，他們都開始有了正向的轉變。當面臨絕症之後，所迸發出來對生命的渴望和對生命意義的追求，通常會使受損的免疫系統也被激發起來，而人的「生機」會被重新點燃。

我想問大家一個問題：假設你現在得了癌症，只有三個月可以活，那麼你打算過什麼樣的生活？對於現在這一世，你滿不滿意？是否覺得生命當中有更重要的事應該去做、而遲遲沒有進行？你是否被瑣碎而無聊的事所羈絆住？是否一直沒有勇氣去追尋心愛的人？是否害怕追求自己的夢想？

癌症給我們什麼啟示？

就像很多哲學家談到的，死亡教給我們的是生命。那彷彿絕症的癌症，其實它要教給我們的是希望。這是一件很弔詭的事，不過，在我所接觸的眾多癌症病友身上，常常我看到的不是絕望，而是希望。從知道自己得了癌症之後，他們的生命常常都起了很正面的轉變：「如果生命時日所剩無幾，那該怎麼過？」

從前我在馬偕醫院演講時，曾有過一個這樣的個案：有對夫妻，在太太得了癌症之後，夫妻倆的關係起了很大的改變。原本這對夫妻省吃儉用，很辛苦的工作，連一點休閒、生活品質都沒有，每天過著機械般的日子。自從先生知道太太得到癌症之後，他的觀念變得不一樣了。他不會把那麼多的時間放在工作上，寧願多騰出時間來陪伴太太，陪她去做她想做的事。以前他們捨不得花錢買ＣＤ，但太太很喜歡聽音樂，後來先生陪太太買了很多ＣＤ，也陪她聽音樂、逛街，幫她辦了兩張信用卡，還對太太說：「你不要那麼省，去買一些你喜歡的東西吧！」當這位太太提到她的婚姻有了這樣的改變時，眼中泛滿淚水。我聽了他們的故事，心中真是充滿了感動。

不論是在抗癌人協會演講，還是到康泰、馬偕演講，我都會這樣詢問現場的癌症朋友：「你們之中有多少人是因為得到這個病，而發覺自己的生命需要更有意義；或覺得得到癌症之後的生活，更值得繼續活下去；或感覺你的生活因癌症而變得更充實、更愉悅，請舉手！」

令人訝異的是，通常都有八、九成以上的人舉手。在此我想強調一個觀念：癌症教會他們什麼是生命；癌症逼他們重新省視生命，讓他們開始去過真正想過的生活——一個對他們自己及周遭的人都有益的生活。

這是個相當有趣的現象。在我個人所帶領的癌症團體裡，往往可以發現這樣的情形：癌症的發生，通常都是在病友們人生最谷底的一段時刻，而隨後的日子，由於知道自己的生命已經不能夠再這樣下去，他們都開始有了正向的轉變。

當面臨絕症之後，所迸發出來對生命的渴望和對生命意義的追求，通常會使受損的免疫系統也被激發起來，而人的「生機」會被重新點燃。在眾多個案裡，我發現：病友們得到癌症之前和得到癌症之後的生活，如果品質有越好的改善，存活率通常會越高。相反的，在得到癌症之後，如果病友更怨天尤人、更忿恨不平，繼續不快樂的生活，而沒有做正面轉變，通常亦會比較早離開人間。

求死的慾望即求生的慾望

在古典精神醫學裡，有一個曾經被提過而後又被忽略的說法：「每個人內在都有一個求死的慾望。」過去，大家對求死的慾望一知半解，中國有句話說：「螻蟻尚且偷生，何況是人。」所以，「求死的慾望」在我們的社會裡幾乎不能被談論。

譬如，你跟朋友說：「我覺得活得很糟糕，很痛苦，很想自殺。」他們大概都會以異樣的眼光看你，而且都會勸說：「你不能有這樣的念頭，怎麼可以有求死的念頭?這樣的念頭是不應該的！」甚至我們的內心有這樣的意念浮現時，通常也不會被自己所接納，而把我們內心求死的慾望完全壓抑下去。

佛教認為，人如果自殺，那麼可能會到枉死城；或是如天主教、基督教所提及的，自殺，將會下地獄，不能上天堂。但是我們都知道，生活中總會遇到不如意、壓力極大的時候，如果覺得沒有力量再面對衝突，且看不到未來，人們是會想要求死的。我並非鼓勵大家去認同人應該求死；而從新時代的理論來看，其實求死的慾望，就是求生的慾望。

為何求死的慾望即求生的慾望，這可分為兩個層面來講：

一、就靈魂的層面而言，根本沒有死亡這回事。肉體死亡並非生命的毀滅或結束，自殺只是自我採取激烈的方式，結束它在物質世界的生活。對靈魂來講，其實是毫髮無傷的，甚至自殺後，人格也不會消失。癌症真正的起源是來自求死的慾望。

我輔導過一位肺癌病友，他用了一個我很贊成的說法，他說：「那是一個不自覺的想法；當我的生命處在一個很大的痛苦裡，當我陷入絕境的時候，我有一個不自覺的求死念頭，連自己都沒有發現。我想要尋求解脫，不想在這個痛苦的人間繼續受折磨。」因為這個很強的求死慾望，啟動了癌症的基因，而讓癌症在很短的時間內長大、轉移。

在靈魂的層面，求死的慾望即求生的慾望，因為靈魂知道自己不但不會被毀滅，而且死亡之後，跟隨而來的是新的希望。

二、從人格的層面來談，求死的慾望是人格的一個兩難之局。一個人格為什麼會不自覺產生不想活的念頭呢？答案很簡單，因為他活得不快樂。也許是生命正處於一成不變的痛苦當中，也許每天為了負荷家計而飽受折磨，也許覺得生命中看不到任何希望，有的只是不斷的壓抑和挫折，並覺得沒有力量去逃脫這樣的困境。

這時候，人們內在不自覺的求死慾望就會開始運作，目的是要把自己陷在絕望的心境之中，用癌症具體展現出來。當被診斷出罹患癌症之後，此人的心裡也許在想：「完了！我得到了絕症。」這個時候，他被迫活生生面對自己內心求死慾望的具體化，再也無法逃避與生命面對面的相碰，再也不能對他的痛苦、絕望視若無睹了。他被迫面對絕症，無法逃避——不管他是否願意。

如果能面對求死的慾望，則會帶來生命的重生，帶來生命的希望。當人不自覺的求死慾望，具體化成為癌症之後，如果他的人格、他的自我接收到這個訊息，而發出很強烈的意念：「我希望活下去，我不希望死於癌症」，那麼他馬上就要面對一個問題，那就是：這個求死的慾望是怎麼來的？而他又如何從求死的慾望轉換到求生的慾望？

非常可惜，很多人把這個求生的慾望集中在繁複的醫藥過程及追求無謂的偏方上，這是不對的。求生的慾望是還要你以一個全新的態度去問自己：「如果只剩下三個月可活，要為誰而活？想過什麼樣的人生？要繼續壓抑自己、扭曲生命，繼續犧牲小我、完成大我嗎？還是為生命而奮戰，留得青山在，不怕沒柴燒？」

當你開始愛自己、願意為你的生命做承諾，身體就不會背叛你，它會開始治癒自己。此時，身體所接收的訊息不只是你求死的慾望而已，它知道你想活了。你被迫面對這求死的慾望，因而激發出求生的意志。

但是，很多得到癌症的病人，並沒有機會看到他們內在那求死的慾望，這是一件很可惜的事；因為在我們的文明裡，不容許這樣的探索。假如有這樣的念頭，有任何一絲這類的想法，周圍的人便會立刻勸說：要想開一點，你還有可愛的孩子、愛你的先生（太太），要堅強、要活下去……等等。

如果求死的慾望沒有被徹底的探索，這樣的勸告，基本上是無濟於事，甚至是雪上加霜。只有當求死的慾望被面對了，當事者才可以看到他對生命的絕望，也覺察到：正是他的絕望、他不自覺的求死念頭啟動了癌症，那麼他就可以逆轉這個過程，把力量放在人生正面的轉變上，找到「存在」的意義。不只是為別人，更是為自己而活，過一個自己真正想過的生活方式。癌症激發了他的勇氣，帶給他希望、信心以及蓬勃的生機。

常常看到一些人，在發現自己得了癌症之後，就呼天搶地、埋怨老天：「為什麼那樣不公平，為什麼是我？我不抽菸也不喝酒，既沒有殺人、也沒有放火，頂多偶爾撒撒小謊，並沒有犯什麼大錯，為什麼是我？」有些人則完全被癌症嚇死了，拚命地想盡各式各樣的辦法要活下去，卻完全沒發現癌症是來自自己潛意識的求死念頭，只在意識上認定自己一點兒也不想死。

在這裡，我看到了一個很不利的現象：當人們內在不自覺的絕望都已經用癌症的形式出現了，都已經活生生、血淋淋地在他面前反映給他看了，如果當事者還不能面對他真實的內在、真正的感受，只是一邊大聲地嚷嚷：「我要活下去啊！我不想死啊！」基本上，這是於事無補的。

如果當事者並沒有達成跟內在心靈的重新連結，他求死的慾望把自我與內在力量阻隔開來，便無法得到內在的資源。彷彿一方面想盡力治好自己，去找很多的名醫，做很多的治療，吃很多莫名其妙的藥，可是不自覺的求死慾望還在運作。這時，就看哪邊的念頭強了，是人格表面上想活的念頭強，還是不自覺的、對生命深深絕望的那個求死的慾望強？這兩邊在拔河，你來我往，最後還是受苦而死。

如果當事者能夠把障礙拿掉，去面對他內在未覺察到的痛苦、悲哀及無力感，而不再深深絕望的話，就會產生新的力量。那時候，一個人的自我才會跟心靈重新連結，而整個癌症會康復得很快。

由於我們這個文明對求死慾望的諸般打壓，非要置它於死地不可，導致人們對這部分的覺察變得比較困難。正如我前面所提，求死的慾望正是來自於求生的慾望，因為人渴望過更好的生活，渴望更自在、更喜悅的生活，所以求死的慾望事實上是要讓你的生命產生一個非得如此、否則無法形成的求生動力。如果大家能夠體認到它是求生慾望的先鋒，便可以去面對，無須覺得可恥。

請不要害怕一旦去面對它，你就真的會死掉；相反的，倘若你因恐懼而不敢面對，它還是會一直在那裡默默作用，這才是最可怕的。大多數癌症病人的死亡因由都在這一點上，明明知道狀況存在，卻沒有面對，反而不斷地進行各式各樣的醫療，當然活不了。

期盼大家能夠開始有個觀念：求死的慾望其實是來自於求生的慾望，死亡教會你什麼是生活。你要去探索求死的慾望，並把它轉變成求生的慾望，把它激發為對生命更大的希望、更大的渴望。

我常與病患共同努力，彼此信任，勇敢探入死亡的幽谷，直接面對死亡、面對絕望，雖然有恐懼，可是總能激發起他們對生命的信心。當然，過程的確滿辛苦的，可是生命的意義往往就在這樣的探索中迸發出來。

永不褪色的青春

大家都知道，人類的青春期，通常男性會比女性稍晚一些，而現代人的青春期則越來越提前了，大部分男性的青春期是十二至十四歲，女性則為十至十二歲。青少年的青春期代表生理上的劇烈改變，伴隨著身體的快速生長、第二性徵的出現，整個人從孩童的身體轉變為成年人的身體，是那麼地令人喜悅，洋溢著青春與活力。

過了青春期以後，逐漸地，一個人的體型大致固定了，隨著青年期、壯年期的來臨，逐步進入老年期。就如大家所了解的，大部分醫學的知識會告訴你，人過了三十歲後，體能便慢慢下降，此後一路往下滑，到了五、六十歲，一些老化的徵兆就會產生，七、八十歲後，一些器官的退化性疾病將會出現，此後越來越衰老，直到死亡。

現代醫學描繪出來的身體畫面，其實是不正確的。因為就身體的角度來講，它本身是超越時間的，而陷在時間牢籠裡的心智，才是造成身體老化的真正關鍵。目前大家普遍認為的老化過程，並非身體的自然機制，相反的，更像是一個學習到的社會行為。與其說是一個物質的身體逐漸老化，毋寧說是心智逐漸缺乏彈性、僵化，反映在身體上，因而讓身體顯現出老化的現象。

如大家所知，老年人是最容易得到憂鬱症的一群人。一個人經歷了一生的奮鬥，對家庭、社會、國家有了貢獻，當退休以後，卻開始覺得未來是沒有建設性的，開始要面對的是不斷老化的身體，以及一個不知道什麼時候會得到愛滋海默症的心智。老年人的問題會伴隨著失業、經濟的不穩定、健康的惡化、子女的離棄等，他們通常是社會上最絕望的一群。

可想而知，老年人罹患癌症的比例當然也最高。有些人會認為，那是身體老化、或是暴露在致癌物質這麼多年下來的結果；但我個人不持這樣的看法，理由很簡單，只因老年人更容易絕望。當老年人在面對未來時，不覺得自己有能力可以做些什麼，或開始覺得自己是一個失去自我價值和自我尊嚴的人時，這樣的絕望容易啟動致癌因子。

新時代的思想裡，有個很重要的觀念常為大家所忽略，即所謂的「第二青春期」，這個現象大約在七十歲左右啟動。意思是：當人體在逐漸接近老年時，身體會再有另一波重生的過程。身體內在的機制會再發動，有些人掉了的牙齒會再長出來，有些人的皮膚會變得光滑，甚至有些婦女會再恢復生殖能力。但是這第二青春期不只是身體的效應，也是心理上重生的過程。

在我們這個時代，青春通常是被讚揚的，而年老則被摒棄；青春是洋溢著光芒的，而年老則黯淡無光。所以當老年人經歷到第二青春期時，對他的心智來講，是此路不通的，因為心智本身的自覺無用感，會讓這樣的能量阻塞，而以癌症的形式出現。相同的，這個人格被迫面對一個選擇：死還是活？

受阻的創造之火

以廣義的第二青春期而言，就不僅是包含老年人了。在社會上各式各樣的族群或年齡層中，當一個人沒有力量去改變他自己的處境，不承認自己是生命的主人，面對困境時便不覺得自己有能力改變，表面上他似乎認命了，可是內心卻有著極大的憤怒與不滿，如果憤怒又無處發洩時，就轉變成絕望。所以在我的思想裡，癌症幾乎可以用另一個術語來代替：「受阻的創造之火」。

彈性的心智能夠重新啟動這樣的創造力，讓能量得以用在生命的創造過程中，不會讓它被扭曲，而以癌症的形式出現。驅使癌細胞過度生長的這股動力，可以變成促使身體全面更新的一個力量，也能夠轉成更新心智的力量。心智會再度變得好奇、活潑，讓生命有另一次的高峰。很可惜地，在我們的社會，老年人的第二青春期是不被接受的，甚至會讓經驗到這個額外能量的個體覺得相當難堪。他會認為：我怎麼年紀這麼大了，還會突然有性慾，真是老不修；甚至有些這樣的能量被阻塞後，會以一些古怪的精神症狀呈現出來。

過去，大多數人們都活不過四、五十歲，第二青春期相對上就沒那麼重要——因為根本沒有機會去經驗。可是現在隨著整個社會進步，營養及醫學技術的發達，衛生條件的改善，人類的壽命普遍延長了，將來更可能會再進一步延長，所以，第二青春期這項人類的資產將會浮上檯面。

如果社會普遍的認知不夠，個體對這樣的現象也無法接納的話，那麼第二青春期非但不能被有效的、建設性的運用，這樣的生長力量還會被扭曲，而以癌症的形式出現。

現代社會為什麼罹患癌症的人會越來越多？以美國為例，這個兒童的天堂、年輕人的戰場、老年人的墳墓，是一個深信「老人無用論」的國家，所以老年癡呆症的情況日益普遍。這樣一種頑強的信念，會堵住內在的活力，要不就形成有一群老年癡呆者的國家，要不就是老年人的生長力量多半轉變成快速長大的腫瘤，因而奪去他們的生命，屆時已付出了相當多的社會成本。

想想看，如果這樣一股內在的活力，能夠被鋪展在個人的生活上，則不論他的體力、智力都會有正面的成長，而且社會能夠得到這一群銀髮族的智慧，那所得到的利益將是不可估量的。

但就如我先前所言，因為大家對「老年無用論」如此深信，所以很多人在退休之後，通常是規劃一個等死的生涯。表面上他們好像很積極地當義工、從事休閒和運動，可是卻掉入一個不自覺的絕望當中，認為一生的黃金歲月都已成為過去，將來只有疾病和死亡在等待著，越老將會越醜、越沒有人要、全身又都是病等等。所以我常聽到很多人說，他只要活到五十歲就夠了，那是因為對第二青春期完全不瞭解、對老年非常沒有信心的結果。

如同一開始提到的，大多數的癌症都是來自於不自覺的求死慾望。對老年人而言，如果第二青春期的發動被阻塞住，對生命品質的追求又無法達到目標的話，那將會加速求死的慾望。與其說老年人的癌症是來自於一個老化的過程，不如說那是對生命的絕望吧！我們耗費那麼多的醫療資源去治療老年人的癌症，其實是捨本逐末，治好了他們的身體，卻教他們如何去面對未來呢？難道生命只是要活得夠久而已嗎？生命是要活得有意義、有尊嚴、有品質，而不是夠久！

我個人覺得，應該加強認識第二青春期和它在將來對整個文明的重要性！它和第一青春期一樣，會帶給個人及社會新的成長、新的活力，讓這一群自認為已經被社會主流價值剔除的人，能夠建立不同的生活意義，對社會有一種嶄新的貢獻，而不是成為社會的負擔。

很多老年人的癌症，不是來自身體的老化，而是來自求死的慾望。我們要治療老年人的癌症，不僅要治好他們的身體，也要還給他有尊嚴、有品質、有意義的生活。前提是，我們必須先破除「老年無用論」的思考模式。如果再配合第二青春期的生理效果，事實上老年人可以過得很有希望，能夠再度恢復體力，而並不像社會所認為的，會嚴重衰老、隨時跌倒或是老年癡呆，這都不是身體本然的樣子，只是符合物質醫學概念下的身體畫面。

事實上，身體本身是超越時空的，它有第二青春期，會隨時更新自己，擁有健康與活力的本質，而心智也是一樣。心智是不應該隨著年紀退化、癡呆的，它會越用越靈活。我們的社會價值大多放在競爭上，放在成年人的世界，相對的，老年人的價值就被忽略了。老年人不認為自己可以過得有尊嚴，卻覺得自己是社會的孤兒，覺得自己只是剩餘物資，已經被社會搾乾了，連他們都覺得自己該死了，像社會上常講的老賊一樣，也用這樣的心態去認定自己退休後的生涯。

可是，我對老年有這樣的描繪：老年是既有智慧又有活力、充滿幽默，而且是健康的人生階段，比年輕人沈著，看得更廣，甚至是更為活潑的。

我的結論是：你可以健康而快樂地長命百歲。

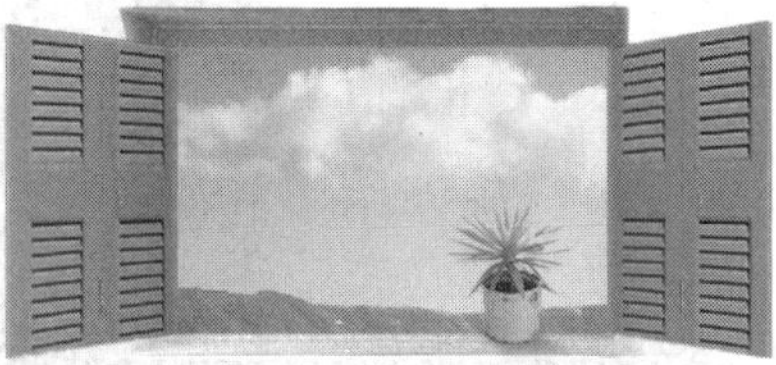

第四章　把女人從傳統制約裡解放出來

。。。

女人不應該是男人的附庸，無論在靈魂層面或是自我價値上，男女都是平等且互補的。只有當女性有這樣的自覺，她才能與男性產生眞正的互動，有彼此成長的伴侶關係，而非以不斷扭曲的自我、扭曲的性，來討好取悅男人，或是換取那份愛與關係。

傳統女性常認為，生命中得要出現一個男人，她的生命才能圓滿。她們會向外去求愛，也許她們覺得：一旦得到愛，且能夠扮演一個輔助的角色時，生命才有意義。當這樣的希望破滅，往往對生命的絕望也就產生了，而以癌症的形式顯現出來。

以下將以三個對女性的主要制約為主題，與大家討論這些信念的合理性。

女人是男人的附屬品？

迷思一：女人的價值必須依附於男人，光憑女人本身是沒有價值的。

我從乳癌和子宮頸癌的個案當中，發現病患多來自重男輕女的家庭。她們對自我價值並不肯定，常常需藉由做很多的事來證明自己是很有價值，是值得被愛、被肯定的。她們要求自己必須是非常完美的媽媽或太太，無形中對自己造成很大的壓力。她們很難閒下來，總是忙東忙西，要拚命去照顧家庭每一位成員的需求，才會覺得自己是個好媽媽。當我問她們：「你的自我在哪裡？」她們都啞口無言。

也許在從小的教育裡，她就被教導：自我是不重要的、是不需珍視的，她應該要為別人付出；所以，在這種內在自我缺乏肯定的情況下，常常會不斷驅策她們要付出，因而擠壓了自己存在的價值，甚至連自我的痛苦也合理化了——因為她們總是有個完美的太太、媽媽形象要達成。

所以我覺得，害死她們的其實不是癌症，而是那完美形象的枷鎖。在其中，她們看不到希望，看不到快樂，只有無盡的責任和事情等待著她們去做。

我發現，一些子宮頸癌患者在回憶自己的童年時，常常會問：為什麼哥哥、弟弟不必做家事就可以享有很好的待遇，而自己放學回來就要做家事。她們小時候常會這麼想：如果我是男生，也許情況就改觀了？因此，她們早期的自我認同就已出了問題。

很有意思的是，在醫學的統計上也有數據顯示，她們通常較早開始有性經驗。當我跟子宮頸癌的病友談到內心世界時，她們給我的回答是：「那時候，我很想離開那個家，找一個只屬於自己的男人來好好愛我。」她們都迫不及待地想脫離原生家庭，因為在那樣的環境裡，她們覺得自己不是完整的個體，在家裡並沒有得到完整的愛。

中國的傳統觀念認為，女兒是要嫁出去的人，通常她們在整體自我價值的肯定上較弱，而且會很努力的想要得到愛；既然無法從父親、母親那邊得到足夠的愛，那麼如果將來有個男人、婚姻、家庭，那總會得到完整的愛了吧！

這樣的女性很早就希望能夠把自己嫁出去，急著離開原生家庭。而在後來的婚姻裡，她們也是在討愛，想從先生那邊得到一份愛，但是她們的婚姻之路走得很辛苦。辛苦之處在於她們骨子裡男尊女卑的觀念根本沒有去除，很希望從先生那邊得到愛，如果先生沒有給她們完整的愛或是有外遇的話，則會陷在自我迷失，甚至很大的痛苦裡。

我所講的，是在台灣的一般現象，但並不意味著每一個案都是如此。

我的一位個案就曾這樣向我說過，當先生有外遇時，她除了家庭和菜市場就什麼都沒了，也沒有朋友，不知道要去哪裡。我總是寧願把這樣的打擊看作一個好的現象，讓她開始學會愛自己，而非因為某個男人不愛她就趕快換個男人，這不是愛情應有的觀念。我認為：愛情並不是雙方因殘缺而結合，而是兩個人各是一個圓，都是完整的個體，彼此的互動是建立在一種分享及互補的觀念上。

羅患子宮頸癌的婦女們，通常會認為女人是男人的附屬品。這與她們的成長背景有關。例如，某位個案的父母告訴她：「嫁出去的女兒就像潑出去的水，不論發生什麼事情，自己都得承擔。」這造成她心理上很大的痛苦。當她的先生外遇時，她甚至沒有地方可去，發展到後來，才慢慢找回她的自我。

我曾試著讓一位子宮頸癌患者學會如何愛自己，以及開始自我成長、尋找真我，開始敞開心靈，不再把自己侷限在等待男人的愛來灌溉、否則就枯死的狀態裡。我希望她把對愛情的執著稍微放下，把情感擴大，並不是沒有男人愛，生命就一定空虛寂寞，就陷入絕望。我希望她們慢慢學會自我成長，而非為了假象的愛而犧牲自我。

真正的愛是健全自我下的產物，而這是滿困難的，很多女人在婚後開始犧牲自我的感受，生活就是家庭、小孩、先生，然後等到先生有外遇了，就呼天搶地、怨天尤人。

關於治癒罹患癌症婦女的過程，我把它分為兩個要件：一、開始學會如何愛自己。二、自我成長、尋找自我、尋找真我。讓她們慢慢獨立，找個可以分享生命中的成長及喜悅的男人，而不是找個男人來依附。

女人應不斷為家庭付出？

迷思二：為了家庭、為了先生，女性必須不斷付出，根本就不該擁有自我，自我是隨時可被犧牲的。

在我所治療的乳癌患者中，很多女性朋友告訴我，如果能夠再選擇一次，她寧願不要走入婚姻，因為婚姻是她們痛苦的開始。她們並不像子宮頸癌的患者，急著想脫離家族，進入一段她自認可以掌握的婚姻，以得到她想要的愛。事實上，很多乳癌的女性朋友是寧願自己不要結婚。

我輔導的個案就這麼說過：她的家庭美滿，父母對她很好，兄弟姊妹也相處得不錯，可是一旦結婚，她覺得自己必須開始扮演傳統女性的角色，失去自我，好像無敵鐵金剛，必須成為完美的母親、賢淑的太太。她做了所有的家事，整個家庭的責任都是她在扛。

很多個案曾經告訴我，結婚後她們不再快樂，每天早上一睜開眼，就是責任、義務；沒有呼吸的空間，而且看不到未來。我覺得，就是這樣的觀念和自我要求，導致她們得到乳癌。

在我帶領的癌症團體裡，我發現，乳癌及子宮頸癌這兩組患者的特性相當不同。乳癌的病患，如果是已婚的話，通常婚姻比較完整。縱使太太已經失去一邊的乳房，先生大部分都仍支持，也較能夠體諒；而罹患子宮頸癌的朋友，通常多出現婚姻問題，這是值得進一步探索的現象。

在子宮頸癌群組，我發現她們花在自己身上的時間很少，總是忙著把家事做好、小孩管教好、做一個很稱職的母親等。我常常問她們：「在一天或一星期裡，你有多少時間是真的留給自己、為自己而活？有多少事是為了自己而做？」得到的答案都是：「沒有！」看起來好像是很完美的太太或是媽媽，總在為別人付出，可是內心卻不快樂。我常會用一句話來形容：「已無立錐之地了！」自我被擠壓到沒有喘息的空間。

如果我們的人生是來演一場戲，那她已經在她生命的角色裡鞠躬盡瘁，而沒有留下任何餘地來揮灑生命的色彩。每當這樣的情況出現，我都會有很深的遺憾與感慨。

記得有一次去台安醫院演講，有個媽媽跟我說：「我知道自己為什麼會得癌症，因為我想要當超人，每天給自己無形的壓力，每天都扮演別人覺得很好、很稱職的那個角色。」

有一次對癌症治療團體成員做了一個調查，請她們問先生：「下輩子還要不要跟我在一起？」先生都說願意，可是大多數的太太都不願意。有位太太拋下一句很簡單的話：「你當然願意了，因為大部分的家事都是我在做，你做大老爺啊！」

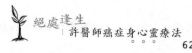

很多乳癌患者的家庭，其男女定位是以傳統角色來界定。太太一直壓縮自我的空間，沒有辦法發揮，沒有喘息餘地，以至於不曉得活著的意義是什麼。難道活著只是為了履行角色的任務而已嗎？只為完成這些責任和義務嗎？顯然不是！可是她們的觀念卻沒有辦法突破。

至於為什麼有這樣的觀念，也許和成長背景有關。她們從小就被教導要扮演好太太的角色，所以當她們從原生家庭進入自組家庭時，感覺像是從天堂掉入地獄。本來她在原生家庭裡，是一個彷彿「山中無甲子、寒盡不知年」快樂無憂的女兒，可是進入婆家，成為先生的太太後，不管是家人還是公婆對她的要求，甚至是她對自己的要求，都使得她的人生一下子從彩色變為黑白。

當我請這些病友回首走過的歲月，她們會驚訝、懷疑自己過去究竟是怎麼了。對她們來講，婚姻之路就像是一連串的責任跟義務，如同扣住靈魂的枷鎖，讓她們不得呼吸。

所以，對於她們的治療，要先解放心靈，就彷彿把一條箍住脖子的領帶鬆個缺口，讓自我得到呼吸的空間，她們才有力量走向未來。否則，開刀、做化療只不過把她的身體暫時治好，然後又讓她回到那個沒有快樂、只有責任和義務的環境，又不見得能得到掌聲，只不過是多拖磨幾年像牛一般的日子。這樣的生命是很苦的。

每當我看到這些苦難的婦女同胞，內心常常會有很多感觸，覺得她們實在犧牲奉獻太多了，我衷心希望她們能夠真的好好地為自己奮鬥。至少一個禮拜要空出一段時間安排給自己，在這段時間裡，可以不管家人、不管先生，為自己做一些事，比如和朋友逛逛街、去看自己想看的電影，或去找一些老朋友。

好女人不該享受性？

迷思三：好女人不應該享受性，追求性愛享受的女人是不道德的，甚至還會被貼上淫蕩的標籤。

在中國女性的身上，性一直備受壓抑。性的追求和滿足，本來應該是兩性共享的權力。性是人類對愛的一種自然表達的方式，每個個體都應該有能力，而且夠自覺地去享受性的歡愉。不過，在中國的社會裡，很多婦女還是會把性放在取悅男人的定位上。她們對於性的追求通常比較不敢啟齒、不敢面對，這一點在子宮頸癌的病友身上尤其明顯。

我看過很多子宮頸癌的個案，雖然不是絕對，但通常婚姻並不幸福，她們在性方面有需求，卻不敢面對。「一個好女人不應該享受性」的觀念很普遍。

也許大家會覺得奇怪，男女之間的性、愛與癌症有什麼關連？這也就是目前醫學上最大的盲點。疾病的起源，與整個社會的現狀是絕對脫離不了關係的，例如像乳癌或子宮頸癌這樣的疾病，就與傳統女性角色的制約、男女在性方面的不平等，有絕對的關連。在這樣的女性身上，性能量是受壓抑的，她們沒有辦法得到很好的關係、感受性的歡愉、追求性的滿足，再加上剛才提到傳統觀念的束縛，所以生命的能量被扭曲。

當她有那樣的慾望，可是沒有很好的關係能使她得到滿足，自己又覺得這樣的事很難啟口，於是常常會自我譴責或是用酒精自我麻醉，或者產生很多短暫卻不穩定的兩性關係；在這當中，她的身心飽受摧殘，再加上缺乏自信，便很容易對生命失去信心。

大多數女人的性生活是在滿足異性。在一個女人成長的過程中，從來沒有被教導她在情慾上應該要自主。什麼叫作「情慾自主」？就是說：她有責任、有義務讓自己的情慾得到滿足。這是任何一個女人應該要有的自我覺醒。她應該要正視自己是一個有需求的人，也有性慾，也有渴望，而不是把愛留給女人，把性留給男人。

女人在談情說愛時很羅曼蒂克、溫柔，好像是理所當然的；可是一談到性，她似乎就必須像一條死魚躺在床上。女人追求愛情，大家會覺得很好、很肯定，但如果女人追求性，大家便覺得那是傷風敗俗的事情。男人去追求性的滿足，又被認為是「一杯水主義」；男人可以有性沒有愛。而女人只能有愛、有個男人，但有沒有高潮、有沒有性的滿足，那都不重要，也不能談。

大部分的中國女性不會去要求另一半來滿足她的性需求，不會主動，也不敢主動。所以一個自我價值比較匱乏的女人，如果沒有在一份穩固的關係裡得到愛情的滋潤，在性能量上又不斷地被阻塞、不斷壓抑，那不得癌症才怪咧！

在這樣的個案輔導過程當中，我會引導她們去自我覺察，在自我覺察慢慢達成後，能夠重建兩性關係，進而表達需求，不再讓自己可憐兮兮、眼巴巴的去要求一份愛。

兩性關係的平衡點

這個社會大致上還是男尊女卑的形態，雖然常會聽到兩性平等或是所謂「女權運動」，但整個社會文化結構、政治、經濟、教育，基本上仍是男性取向，女性一般來講較不受重視，所以的確比較難以自我肯定。

有很多男性的自我肯定概念其實也是滿可笑的，比如事業的成功與否、薪水的多寡、政治地位的高低等。而女人的自我價值常是受輕忽的，甚至有時貶抑到身體的層面，比如胸部的大小、身材的好壞，而不是因為她是一個有頭腦的人。

女性所受到的肯定常是來自她的賢慧及付出。社會對這樣的女性都是歌功頌德，如賢妻良母、貞節牌坊等，這類陷阱不知害了多少女性跳進裡面而不自知，彷彿女人的宿命就是如此。這樣生活下去的結果，往往在她個人的成長層面找不到出口，而且陷入一種雙重的束縛。

就像剛才提到的，在性方面，傳統對女人的制約頗多，一方面女人被教導要有吸引力，可是又不能表現得過度主動。她的吸引力似乎只能被用來滿足男人。比如幾乎所有的A片或是色情服務，多是由女性提供商品、由女性提供服務來滿足男人的需求。現在雖然有牛郎現象的興起，不過整個社會的情境，在性方面還是以服務男性為導向。

在這樣一個重男輕女的社會，身為女性彷彿成了悲哀的事，因為她們從小就被要求做很多的事情，要做家事、洗碗，尤其現在有些職業婦女，不但要在職場上奮鬥，還要包辦大部分的家事。當然，已開始有些新好男人的出現，願意共同分擔工作，可是就傳統上來講，對女人的要求還是比較多。

大部分的女性缺乏自我肯定，所以她們就更努力要去扮演好某個角色。父母從小就灌輸她：「身為女性，你就得有女孩子家的樣子，要去符合那樣的角色，成為人家眼中的好媳婦。」

這也是我在乳癌病人身上常常發現的現象：通常她們是完美主義者，對自己總有很多的要求，其實先生也不見得要求她那麼多，但是當她沒有完成那些事，就會覺得不舒服。她們很難讓自己顯現出柔弱的一面，總是試圖處理諸多的困難，把事情做得很好。

我有個病患，甚至在做化療時都怕去麻煩她的先生。這樣的女性很強悍地想要達到完美的形象，對於任何去求助、撒嬌，或是希望先生能夠幫忙的表達，對她們來講似乎都滿困難的。也許那會讓她們完美的自我形象破滅，所以覺得自己就是沒有辦法做到。她們總認為自己應該挺住所有的壓力，把一切的委屈放在心裡。

我常常問她們一句話：「你覺得人來到這世上，到底是為了什麼？人生的意義是什麼？」很多人回答我：「人生就是來受苦，把責任、義務盡完了，就可以離開人間。」這樣的婚姻其實是不平衡的，是用不斷的委屈、不斷的犧牲換得存在的假象，既缺乏內在真實的快樂，也沒有真實挑戰的歡笑與淚水。

當一個人越用完美的形象來維持看似完美的婚姻，其內在的恐懼越大，因為她怕失去這一切，怕一旦有了自我，她的婚姻即將破滅。她擔心如果不能無私的奉獻，就沒有存在的價值。她恐懼一旦追求自己的快樂，追求自己的價值完成，這一切都將毀掉，而將自己陷入一個死結當中。

所以，在婚姻裡找到平衡點是很重要的。應該重新解放這樣的婦女，讓她們開始擁有自我存在的空間，因為這樣做的結果，不但不會對婚姻造成任何危害，反而能讓夫妻的關係更和諧，讓母親和太太的角色更具彈性。重要的是，她會找到活下去的理由——一個為她自己的存在而奮鬥下去的理由。

我總是期望夫妻能一起來做治療，重新為家庭注入新的能量，讓夫妻間的互動更有活力，而整個婚姻生活不是只停留在表象的完美。我很高興有很多先生願意做這樣的配合。

我所輔導的一位乳癌個案就曾明確表示：她不能滿足於只當一個家庭主婦。說實在話，她還滿討厭做家事的，也不認為自己應該要把所有的時間花在帶小孩、整理家務、孝順公婆上面。她是一名職業婦女，可是當這些念頭浮現時，她又會自責，覺得自己好像應該做完美的母親，擔心別人覺得她不盡責、做得不夠好，也深恐外界的批判，所以一直活在矛盾和衝突之中。

這位個案的矛盾和衝突就是：其實她並不認為自己應該要當個傳統的家庭主婦，她喜歡擁有自己的事業，想要發展自己的人際關係，可是當她這樣做的時候，又會產生罪惡感，害怕自己是個不守婦道的女人。在類似的個案裡，我經常問她們：「你對婚姻的感覺是什麼？如果再給一次機會，你會如何選擇？」答案令我相當訝異，很多個案都選擇不結婚。對她們來說，走進婚姻，就代表很多的責任、義務和枷鎖。

在這樣的狀態裡，我首先希望她能和先生或家人取得協調，而有趣的是，事實上她們的先生不見得會以嚴苛的角度來要求太太。就像我在上一段提到的那個個案，她現在正開始發展自己的事業，也充分得到先生的支持。有些乳癌個案也的確做了這樣的改變。當她們給自己較大自由的同時，也比較不會去干涉控制先生及小孩，能夠放他們自由。

在乳癌的研究上，常認為有家族遺傳的傾向。與其說家族遺傳的傾向是由DNA所決定，毋寧說，它是一種女人宿命的傳承。女性常被教導不能有自我，被稱頌的原因都在於能夠為家庭、小孩、先生犧牲和無私的奉獻，彷彿女人擁有自己的空間是不好的、是不應該的。這種女人的宿命會一代接一代，尤其常是經由重男輕女的家庭傳承下去。

女人不應該是男人的附庸，無論在靈魂層面或是自我價值上，男女都是平等且互補的。只有當女性有這樣的自覺，她才能與男性產生真正的互動，有彼此成長的伴侶關係，而非以不斷扭曲的自我、扭曲的性，來討好取悅男人或是換取那份愛與關係。

乳癌與子宮頸癌的治療關鍵

許多乳癌個案都是很傳統的婦女。她們幾乎把自己逼到死角，不容自我越雷池一步，她們是這樣的辛苦、奉獻，去完成一個淒美、偉大的奉獻者角色，卻也賠上了自己的生命。她們是傳統婦女的代表，是孩子眼裡的好媽媽，也許很嚴格，帶著一點囉嗦，可是她會做很多事情。所以生命對她而言，只是一大堆的責任與義務，她的自我無從發揮，沒辦法得到快樂和喜悅。

子宮頸癌婦女則好像一直在尋找愛和肯定。在醫學統計裡，顯示她們的性關係有時較複雜；有些醫學報告認為，由於這一點，有所謂的「HPV感染」，這和子宮頸癌的起源有關。

我不否認這說法，但我覺得這是果，不是因。她們是那樣地渴望被愛，渴望能夠被肯定，所以會不斷去追求那種被肯定、被愛的安全感。這些因素有部分來自童年的原生家庭——因為沒有得到愛和滿足感；當她從伴侶身上得到愛之後，她又會想要佔有，想要掌控——因為怕失去，所以當她懷著這樣的心態去擁有一份感情時，通常都維持不久。

就子宮頸癌的患者而言，女人的宿命是：如果沒有男人的愛來灌溉，將因得不到愛以至於枯萎而死。對乳癌的患者而言，女人的宿命則是她們狹窄的女性角色認同；認為身為女性，就必須扮演好媳婦、好媽媽、好太太。這沒有不對，但卻失落了最重要的自己。

有個個案曾經這麼告訴我：她寧願在醫院當班，睡在醫院，也不想回家，因為她覺得回到婆家是很大的負擔。事實上，她的婆婆並沒有對她特別不好，可是她認為自己必須和婆婆有很好的關係，且期待婆婆對待她就像媽媽對待她一樣。

關於乳癌或子宮頸癌的治療，單憑身體的治療是絕對不夠的，應當幫助她們重新建立自我存在的價值，從傳統女性的制約當中解放出來，重新架構婚姻，而不是當個犧牲者。我相信，沒有一位先生會希望太太是婚姻裡的受害者或犧牲者，或是一個完全無私的奉獻者。一個女人如果完全無私的奉獻，其實是在逃避真正的自我負責，她很可能很快就承受不了，因為沒有一個身體願意為沒有自我的人格而奮鬥下去。

如果你的生命裡沒有自我，只是為別人奉獻，每天忙著小孩的吃喝拉撒睡，每天彷彿先生的附庸，一切以先生為所有的依歸，沒有自己的時間和娛樂，表面上你似乎很重要，實際上卻是整個家庭的附屬品，沒有自己存在的意義，那麼，你的身體為什麼要為你而奮鬥下去？你都放棄自己了，還能期待身體有很好的抗癌機制嗎？

一般人的觀念會認為：「你得到了乳癌，應該要休息，不應該做任何勞心或勞力的工作。」可是我的觀念恰好相反，正因為盡了太多的責任與義務，當然會生病！

如果一個人每天眼睛一張開，便能快樂、充滿希望地去做自己喜歡做的事情，能夠樂在其中，不但不會因此而勞累，相反的，免疫系統會開始變得強壯。因為免疫系統收到一個訊息：我的主人開始為生命打拼了，不再只是委屈自己、犧牲自己去成就別人。身體開始感受到生命是有意義的。一旦免疫系統動員起來，疾病將有所改善，人的整個生命也會從黑白變成彩色。

我希望能夠幫助這些婦女肯定自我，或是改變女人的傳統宿命，但說句實話，這並不容易。例如在某次團體治療裡，有位成員很勇敢的提出：「我們來參加許醫師的癌症治療團體，兩、三年來，到底我們自己真的做了多少改變？為什麼有些朋友的疾病會再度復發，而有些人到目前為止都還好？」我感到非常欣慰，因為每個成員經過這次聚會，都開始深刻地思考這個問題了。

我發現，有些人真的很難改變她們的思想觀念，仍然按照自己原來的行為模式生活，也知道自己的問題依然存在。但是不管怎麼樣，當我聽到這些話的時候，心裡其實很感動，覺得這兩、三年來自己的付出沒有白費，我真的感覺到她們的成長、她們生命中的歡笑和淚水。她們就像一群與我共患難的朋友，和我分享她們的喜悅與悲傷，讓我陪伴她們一起走過生命的道路，在每一個有陽光或沒有陽光的日子。

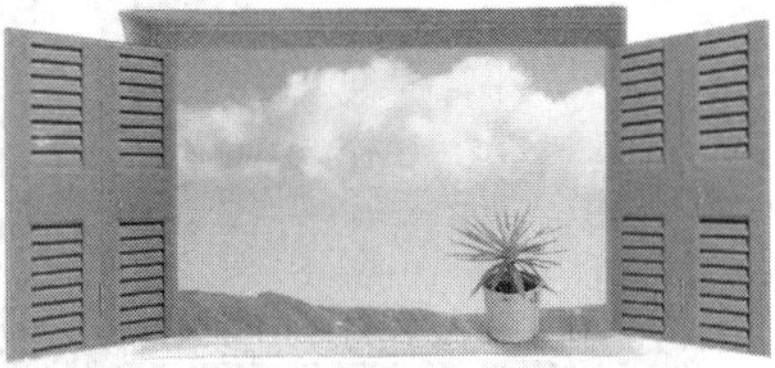

第五章　打開男人豐沛情感的出口

。。。

男性從小就被要求學會脆弱的情緒是不能表達的，不可以娘娘腔，有什麼苦楚也必須放在心裡。在家庭的互動上，在情感交流的層面上，男人似乎是被排除在外的；難道一個孤獨的男人不需要愛嗎？不需要情感表達嗎？不需要接受孩子和太太對他的情感上的支持嗎？

在我輔導男性癌症病患的經驗裡，比較多的是肺癌、肝癌及鼻咽癌。男性個案比女性個案少很多，可能是因為在社會上，尋求身心靈輔導的男性較少，也較缺乏這樣的動機。

男子漢有淚不輕彈？

在我所研究的男性癌症方面，鼻咽癌的發生和追求世俗的事業成就比較有關。統計學上顯示，很多這類個案發病的時刻，大多正值四、五十歲，事業上亟須衝刺的階段。鼻咽癌的形成與自我價值的失落相關。很多人以為，可以用社會自我價值或理智自我價值，來取代情感的自我價值，這樣的觀念並不正確。

至於肝癌的個案，則與情緒鬱結有關。

而我輔導的男性肺癌個案，則常令我感到心疼，因為他們的疾病，來自於不知如何表達內在的情感。他們的內在情感其實相當豐富，應該可以和周圍的人進行愛的交流，可以和太太建立更好的互動，可以向子女傳達他的關心之意，不只在行動上，在言語上也應該能夠做同樣的表達才對；但在他們早期的背景裡，一方面沒有得到足夠的愛，另一方面又不知道如何表達愛，所以內在雖然有很強烈的情感，卻尋找不到良好的表達途徑。

他們的表達方式經常給人權威、控制的印象，往往把周圍的親人推得更遠，讓自己更形孤單。他們的內在充滿了想要得回愛、得到關心的渴望，卻找不到方法，因此產生很大的憤怒。憤怒是為了得回愛的一種方法，當一個人的內在有強烈的憤怒，其實他是在吶喊：「為什麼你不能來愛我？為什麼辜負我對你的期待？」當憤怒無法表達的時候，通常愛也被壓抑了。

談到這裡，我必須提及我們整個文化對男性的制約。男性通常被要求要堅強，在成長過程裡，他們被教導：男子漢大丈夫不能流淚，男子漢大丈夫哭什麼哭！

從小男生開始，男性就學會了脆弱的情緒是不能表達的，不可以娘娘腔，有什麼苦楚也必須放在心裡。許多男性被迫扮演孤獨的角色。在大部分家庭裡，男人的責任是養家餬口，維持整個家庭的經濟來源。他們在子女還小的時候，沒有參與孩子的整個養育過程。孩子從小跟著媽媽長大，爸爸只扮演著定期拿錢回家、偶爾幫忙修理家中損壞物品的角色。等孩子成長之後，才警覺到和父親的情感是疏離的。在家庭的互動以及情感交流的層面上，男人似乎是被排除在外的，只有媽媽和小孩之間有著比較緊密的情感聯繫。

難道，這樣一個孤獨的男人不需要愛嗎？不需要情感表達嗎？不需要接受孩子和太太對他情感上的支持嗎？也許，在他年輕或是中年的時候，有事業上的成就感可以支撐他，可是退休後的男人就很可憐了，發現自己不會和孩子們相處，不知如何表達情感。

我輔導的個案，談到她的先生時說道：「即使是為了找尋旅遊的路線，也不願去問路，好像一個男人去求助是件很可恥的事情。」我常常對男人們講一句話：「你已騎虎難下了。當了一輩子的權威人物，當了一輩子不輕易表露情感也不懂得表達愛的大男人，到今天，你怎麼辦？上得去，下不來！你有沒有脆弱的時候？有沒有痛苦、委屈、需要人家安慰的時候？」

我們的社會總希望男人能夠很堅強地扛下所有的責任，卻沒有想過男人也需要被愛、被支持、被鼓勵，他們也有脆弱的一面。

有位男性肺癌個案，讓我印象非常深刻。當我和他一起探討自從生病到接受治療以來，他所面對的一切，包括死亡的恐懼、化療的痛苦、面對親人等等，他忍不住放聲痛哭，因為他與自己內在的情感已經這麼疏離了，只懂得用堅強來面對，只懂得不斷的奮鬥下去，可是在奮鬥的過程裡，竟然是如此孤獨。他告訴我，他甚至還得回過頭去安慰親人不要難過！

為情感上的自我價值留點空間

很多男人面臨一個問題，他們沒有辦法在情感上獲得紓解，通常都是用壓抑的方式。女人們大都可以手牽著手上街，三姑六婆嘰哩呱啦地聊天；但男人呢？你看過男人閒話家常嗎？沒有！男人談的多是公事、軍事、國家、政治、生意，難道他們是沒有感情的動物嗎？

其實男人的情感也非常豐富（因為我是一個男人，對這點知之其詳），在情感方面，社會並沒有提供很好的學習機會和環境讓男人解放他們的心靈，因為男性的形象被塑造起來了，任何流露出脆弱、求助或是情感上的表達，就會被嘲笑，或被認為沒有男子氣概。可是，只有真正勇敢、很有安全感、很有信心的男人，才能在情感上自在地表達。我們的社會總認為真情流露的男人是個弱者，以為越堅強、越冷酷的人，就越能夠在商場上競爭，在政治舞台上較勁。果真如此嗎？

對於先前提到肺癌個案，我鼓勵他試著覺察自己的感受。在治療環境裡，學習情感的交流及表達，並且瞭解到自己是安全的、被愛的、被滋養的，他可以做他自己，可以把穿了那麼多年的盔甲和面具慢慢卸下，回歸赤子之心。

很多男人已經被訓練成和他的感覺、情感脫節，不再能觸及他內心的感受。當一個人已經多年沒有碰觸內心的感受，一旦碰觸到，他會嚇一大跳，發覺：我怎麼變成這樣的人？竟然這麼容易感動？我的情感怎麼變得如此豐富？我是不是瘋了？我會不會崩潰？這就好像一個從來不曾感覺自己心跳的人，突然雙手捧著自己活生生、跳動的心一樣。

當一個人開始與內心的感受取得聯繫時，便開始活了過來，不再與自己的情感疏離，不再和自己的感受疏離。過去，他太習慣壓抑他的感受，太習慣用權威的角色說教，用理智控制情感，試問，這樣的男人如何和太太、小孩或者同事之間有很好的情感交流？那是不可能的。他會害怕。

當他再次碰觸到感覺，才會開始新的生命，和周圍的人產生真正的互動，而建立情感上的自我價值。

我輔導的那位肺癌個案，他了解自己在社會上的成就，也知道自己的理智相當發達，可是，當我問他：「你在情感上的自我價值是如何建立的？」他卻啞口無言。他能談道理、談理論、談政治，就是沒辦法談「心」。難道他在情感上的自我肯定不夠？還是情感生活不夠豐富？亦或根本沒有辦法與別人交心？

大家覺得我是一個專門治療癌症的醫生，其實不是，我是在治心、在治人。當一個男人夠在情感上活躍起來，能夠流下感動的淚水，生命自然會變得較為活潑、新鮮，而不再乾枯。

很多女人覺得和男人相處很困難，因為不知該如何與男人談心，而男人談的話題，大部分女人又不感興趣。男人覺得女人沒有頭腦、不講道理；而女人卻覺得男人不解風情，只講道理，不懂情感。我覺得，兩性在這方面有重新調整的必要。

女人的情感很豐富，懂得愛與被愛，以及表達感受。她們在情感上的自我價值是足夠的，可是在理性的自我價值、社會的自我價值卻可能相對低落。男人的社會自我價值及理性自我價值可能足夠，但情感的自我價值不但可能交白卷，甚至還是負分。男人辛苦一輩子，孩子卻不站在他這邊，只留下一個撿橘子的孤獨背影。

如果男人彼此可以談心，男人和女人也能有更多的情感交流，而非只是做愛，那麼國與國之間就不會有那麼多的衝突，男人將不會只想到以武力來解決事情，取而代之的，是溝通彼此的感受。當彼此之間的感受能夠溝通，很多內在的壓抑就會被釋放了。

根據我的臨床經驗顯示，藉著學習情感的表達，能使一個人的情感再度豐沛起來，他會再度充滿生命力。無論有沒有做治療，整個人都會開始變得不一樣。

當我輔導男性個案時，常常會回溯他的成長背景，回溯他與父母相處的模式對他的性格所造成的影響，如何主宰了他的一生，甚至導致日後疾病的形成。

我好，你好，大家一起好！

社會和家庭的期待，與一個男人個性的養成有關，和男人彼此之間的競爭也相關。在生物學上有這樣的說法，如果你是一個不具競爭性的男性，將爭取不到交配的機會。很多人對於動物世界的觀察都會做這樣的詮釋：「兩隻雄性動物為爭取交配的機會，企圖把對方趕出地盤，誰鬥輸了就得離開。」當然，這種說法是以偏概全的。

在男人的世界裡，強調的是競爭，成王敗寇，在這樣一個競逐的環境之下，很難彼此坦誠的交心。男人必須處於同一陣線，或是同屬奮鬥夥伴的關係裡，如軍中的袍澤之情，才會體驗到情感真摯的交流。

一般而言，男人覺得情感上的表達是一個罩門、一種弱點，會削弱競爭力，而競爭力的缺乏，意味著削弱了你的社會成就及事業上的表現，表示你注定失敗，再也不會成功。如果男人隨時隨地都處在競爭的狀態，覺得周邊滿佈荊棘，當然他會經常感到緊張、焦慮。這和現代人無法放鬆、有莫名其妙的精神官能症是相關的。

在我的觀念裡，人生並非一場你死我活、弱肉強食的爭奪戰。這樣的世界很累、很辛苦，沒辦法容許真正的情感交流、脆弱的表達以及互相支持，因為誰先露出弱點，誰就先敗！這種人生觀是建立在「人生是一場可怕的都市叢林生存戰」上。

我更相信的是雙贏，甚至是同業之間的互助合作。在經濟學上有個名詞，稱為「聚集經濟」；比如當某地只有一家鞋店的時候，生意並不怎麼樣，可是五、六家鞋店聚集在一起時，就開始產生人潮。

人的心靈必須開闊，拋開短視近利，而尋求互助合作，形成雙贏、三贏，甚至多贏的人生觀。我自己的人生觀是：「我好，你好，大家一起好！」而非：「苦撐下去，看誰先倒，最後倒下來的人就是勝利者」。這兩種人生觀會衍生出截然不同的生命態度：後者是很辛苦、很累的；但前者卻是優游自在，不但能夠得到別人的幫忙，也能夠幫忙別人。

我希望這個社會群體能慢慢轉型為多贏的心態，在身心上都是更和諧、更健康的生存態度。我想：在那樣的社會裡，女人的陽性面得以充分發揮，並且得到尊重；男人的陰柔面也可以有發展的空間，有滋養的可能性。對男人而言，這就像把心打開，讓愛流進來，也讓愛流出去的一種感受。很多男人的心是關起來的。關起來的心，傷害固然進不來，可是愛也進不來，能量會因無法流通而造成淤塞，終致疾病的產生。

愛是唯一的生存基礎

大家是否有這樣的經歷：當你真的痛哭一場，或是當你宣洩情感、讓情感流過身軀，你會經驗到很深沈的放鬆，不再覺得緊繃、有壓力或是痛苦。那是因為情感流過你的身軀，流過你的心靈，就像雨水洗過大地一般，讓大地更清新、更有活力。

許多男人幾乎已經跟自己的情感完全疏離了，他們體驗不到真正的放鬆，常常處於一種緊繃的狀態。如果我們內在的創傷沒有面對，沒有用愛來洗滌的話，創傷將一直都在，直到把我們沈重地拖下去為止。當我們真的釋放了情感，即使是看一場令人動容的電影，也會讓你覺得整個人好像獲得新的生命力。

對我而言，去鼓勵男性癌症患者碰觸他內在的情感，常常是令人驚喜的經驗。很多男人的心靈就好像乾旱的大地，龜裂得一塌糊塗，可是當情感流過，或當過去的創傷、委屈、難過能夠被表達出來，能夠重新感受的時候，就好像雨水灑在乾枯的大地，對身體的整體健康產生了不可思議的效果。

很多男人會怕，認為表達情感就代表他得繳械了，唯恐自己像個脆弱的嬰兒一般，這是不對的觀念。在我的治療環境裡，有很安全甚至很母性的心理氛圍，就像胎兒在子宮般溫暖，可以哭，可以很脆弱，不但不會受到攻擊，而且會被滋養。他可以做他自己，可以被全然地接納，不再需要用表現良好來得到我的認同或取悅我，也毋須和我競爭。

這是一種臣服在愛的潮水之下的感受，臣服在他自己生命裡的愛的潮水。那是全然的放鬆，不需要抵抗，不需要用力，也不需要努力爭取些什麼。隨著愛的潮水搖擺，好像在子宮裡被羊水滋養一樣溫暖。在那裡，洗滌了生命裡的創傷，洗滌了委屈以及堅強背後的痛楚。

我的肺癌個案，後來發現自己可以和太太做更深入的情感交流了，他們不再出現那種劍拔弩張的場面。

當一個人臣服在愛的潮水底下的時候，他不再感到需要去控制，需要去維持可笑的尊嚴，也不再覺得需要去掌握些什麼。他變得更有安全感，回到放鬆的生存狀態。但我覺得滿可惜的是，大多數的人都是在生病之後才經驗到這種美妙的感受；不過，這樣的旅程永遠是值回票價的。

處於憤怒狀態的男人，常常只是因為他沒有學會去表達愛和接收愛。面對這樣的男人，我常常問他們一個問題：「從幾歲開始，你把自己的感受封閉起來？或是學會只有你自己能夠孤單地面對那些感受？」有些人是自從當了兵，有些人則是從青少年開始。當他們從男孩變成男人的時候，通常也是生命悲哀的開端。

很多人以為勇敢必定與殘酷有關，事實上是錯誤的。愛的表達，和勇敢、堅強絕對可以同時存在。愛的表達，不代表必然是脆弱、懦弱、娘娘腔或是無用；相反的，愛讓一個男人更堅強、更勇敢。

在治療男性癌症病人的經驗裡，我所用的最大力量就是愛！他們有時候會不適應，甚而覺得噁心，而我也是正在學習的過程當中。但無論如何，「愛」這種元素永遠不嫌多。

當提到愛的時候，大家可以回想先前提到的那個畫面：一粒粒落下的水滴，打在乾旱的大地上，那土地對雨水的渴望，就好像男人對情感的渴望。他們的渴望是那麼地強烈，卻遍尋不著情感的出口。所以，當一個男人內在的情感體或是情緒體再度復活的時候，通常也是他的疾病獲得轉機的時刻。

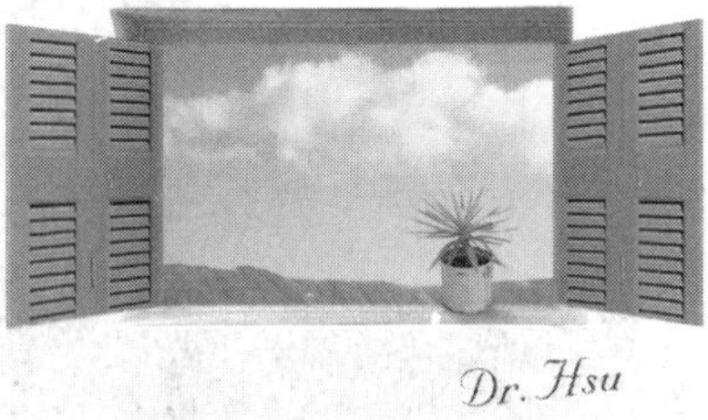

第六章 癌友心理上的過渡階段

。。。

一個人被宣布得到癌症後，心理上通常會經過下列幾個時期：震驚—否認—憤怒—悲傷或沮喪—接納並且面對。之後，大部分人會採取的行動是，尋找可以信賴的醫師，一連串正統醫療過程於焉展開。可是，在醫療過程裡，癌友的五大心理階段，可能尚未完全度過，甚至也沒有被探究。

從震驚到面對

在心理學的分類上，一個人被宣布得到癌症後，會經過下列幾個時期：

第零期：從知道自己得了癌症到接受自己是癌症病患的這段期間。

這個時期可再細分五個階段，但這是一般性的分法，並非每個人都一樣。

一、震驚：對於自己被診斷罹患癌症而感到驚訝。

二、否認：因為這樣的消息過於震驚，心理上一下子無法承受、無法相信是真的，認為可能是醫生把報告弄混了，或是檢驗上的疏漏，對於罹患癌症這個事實遲遲無法面對。如果一個人持續地停留在否認期，他會認為一定是醫生誤診，他會逃離醫療系統，可是心裡其實是帶著不安和恐懼。

三、憤怒：這時期的病友會質問：「為什麼是我？我又沒有做什麼傷天害理的事情？偶爾還會捐點錢給慈濟功德會，看到老太太過街也會扶她一把，為什麼是我！」

四、悲傷或沮喪：悲傷的反應會讓病人覺得自己完了，進而變得沮喪。

五、接納並且面對：要採取行動，必須先度過接納期，當一個人真的面對並且接受自己的確被診斷出罹患癌症，他就會採取行動。

第一期：接受傳統的醫學治療。

在度過前期的五個階段後，大部分人會採取的行動是，尋找他覺得可以信賴的醫師，開始接受正統的醫學治療，一連串醫療的過程於焉展開。例如安排手術的日期，在手術後視轉移的情況、細胞的惡性程度及腫瘤的大小來決定是否要接受化學治療或放射治療。可是在這些醫療過程裡，先前提到的那些心理階段，例如震驚、否認、憤怒、悲傷絕望等可能尚未完全度過，甚至沒有被探究。

很多人會很自然地問：「為什麼是我？」事情發生了，總想知道為什麼？這是人的天性。知道了為什麼，就會因著所找到的答案而採取行動。然而，尋求醫療的過程當中，並不涉及「為什麼」，而是「怎麼做」，只對已然成為事實的疾病進行治療，可是對於「為什麼」這部分，在醫學裡並沒有提供現成及肯定的答案。

第二期：在飲食上作文章，或藉助風水、拜懺、氣功等另類療法。

病人會試圖在飲食上尋求治療，也有很多人藉機大賺其錢。

許多人認為：「生這種病，是因為吃了太多致癌物，或是由於空氣污染、菸抽得太多等。」於是開始在飲食上著力，例如小麥草、養生湯、牧草汁之類。有些人則從運動免疫學的概念著手，例如跳元極舞、練太極導引、太極拳、五禽戲或是做運動，冀望以固本培元的方式加強免疫能力。有人每天請氣功師幫忙調息運氣，這一輩子也從沒這麼勤快過。另外有些人會搏一搏，吃一些未經驗證、誇大療效的偏方，或採取尚在實驗中的另類療法。

對另一些有宗教信仰的人而言，以佛教徒為例，可能認為生病的理由是源自於因果業障，希望藉由念佛經或是做功德、拜懺、佈施來消除業障或是因果病，祈求神恩或是佛恩可以網開一面，憐憫自己。至於信仰基督教的人，可能藉由禱告、上教會，期望信仰的力量能拯救自己。

我想國內的癌症病友們，在得知自己罹患癌症之後，可能採取的行動，大概不脫這幾個範疇。可是在我的團體裡，他們都已經進入了下述第三期階段了，不再在飲食上作文章，也不只是從氣功師和中醫師那裡尋求外來的幫助。

第三期：進入自己的內心探索絕望的心境，並開始採取行動，改變困境。

就我的治癌經驗來看，第一、二期的行動只是由外在尋找幫助，並沒有切入問題的核心。

我的治療團體經過兩年多的摸索後，大家便越來越上道了。所謂「上道」的意思是指，開始探索自己的心、探討自己的生活方式、覺察自身的婚姻狀態以及心境。他們會問自己：「這是我要過的生活方式嗎？這樣的日子，我過得快樂嗎？」於是開始探到重點了。

在我看來，所有抗癌的努力，最好都要經過第三期。有沒有未經這個時期，癌症卻痊癒了呢？答案是：有！他在不知不覺中經歷了這個階段，可是自己並不知道，而別人也沒有發現，這就是為什麼很多癌症的治療會成功的原因。

如果「心」這個關鍵因素沒有改變，沒有進入第三期這個層次，恐怕其他的治療做得更多，效果也不彰，否則就是邊治邊轉移，或治好了又復發。

有個老伯伯得了肺癌，本來覺得孩子不愛他，根本就不要他了，而他也懶得主動和他們打交道。在生病的過程裡，他開始感受到來自家人的關懷，看到孩子真情流露，他為之動容了，頭一回感覺到有這麼多人關心他。

在接受治療的同時，他改變自己的人生觀，自我反思：「我幹嘛這麼固執？幹嘛這麼愛面子？都快死了，為什麼不能放下？為何要如此執著？想那麼多幹什麼？為什麼要讓自己變得那麼痛苦？人活著是為了追求快樂而不是痛苦！想開點吧！」

人一旦面對死亡的威脅，了悟到這一點，對於很多舊的心結、很多的鬱卒、很多的不爽、很多的看不過去，便會開始質疑：有必要嗎？而很多負面的看法也會就此改變了。他開始反省自己的過去，發現自己老是怨天尤人，隨便對別人發脾氣，從不體諒別人的感受，總是要別人順從。

老伯伯自從生了這個病之後，開始真誠的自我面對，不再板著臉、不再一味地要求別人讓他。在自我反省的過程裡，他的個性改變了，人生觀也調整了，外人誤以為全是醫學的功勞，其實不完全是如此！

伴隨著治療的過程，我常常看到病友們的人生觀改變了、個性調整了，很多過去的執著放下了！在很多個案裡，他們不知不覺地經過了這些階段，生病前和生病後整個人變得不一樣，變得豁然開朗。因為和死亡的威脅相比，還有什麼好放不下的？很多人其實在接受治療的同時走過這個階段，但是他沒有發現，以為是氣功救了他，跳元極舞救了他。當然，這些活動都有幫助，但恐怕都不是最主要的因素。

進入第三期才是真正奮鬥的開始。身心靈是一體的，心靈藉著身體來展現它自己。所以，一個身體上的癌症，事實上是反映出心理上的絕望，這一點再強調也不為過。

如果我們把大部分的努力都放在對付身體的絕症，那是在和影子打架，沒有抓到問題的核心、找到正主兒。

當癌症個案開始從絕症覺察到心理上的絕望，再進一步看出心境上的絕望是因生活上的困境或心中的死結，那麼，他要面對的問題才真正開始。一個人不要懶惰到期待用癌症來一了百了，那只是暫時的逃避，終究你還是要回來面對生命的——不論生前或死後。

大家不要以為面對生命的困境和絕望是很容易的。如果可以輕易地面對，又怎會發展為癌症？正因為不能面對、無法解決、越掙扎越痛苦，問題就會越累積越嚴重，直到有一天，問題大到無力解決、累了、絕望了，不再覺得生命有未來，癌症就出現了。

很多人以為只要逃避面對，問題就不存在，可是沒有一個問題會因逃避而消失；即使暫時避開了，終究還是會回來，甚至以你覺得陌生的癌症形式出現。也許你覺得很震驚，始終無法相信這個事實。可是在我治療的癌症個案身上，卻常常

「踏破鐵鞋無覓處，得來全不費功夫」——原來它就是這樣發生的！而我的癌症個案們也會恍然大悟地發現：原來我的癌症就是如此形成的！

很遺憾，國內很多癌症治療團體並沒有走到第三期，都還停留在第一和第二期的階段。的確，這樣的進展是很難的，縱使是我的治療團體，都必須經過兩年多的努力才走到第三期。這個過程必須醞釀、必須培養，直到他們能夠面對自己為止。這是不容易的。

從「心」根治癌症

現今很多癌症治療看起來很實際，打擊實質的癌細胞，可那只是虛幻、只是現象。但最容易被我們忽視的心理問題，認為生命裡的苦痛是虛幻的，其實那才是實質的。

癌症才是虛幻，才是一個影子，雖然它看起來很實質、很可怕，看得到、摸得著，但它是一個效果，而產生那效果的正主兒，是這個人無法面對或一直逃避面對的絕望心境。即使一時逃避了，它終究還是會回來，還是得被迫面對。固然，他依舊可以選擇不予面對，但他將會經歷很多的折磨以及治療，如果沒有伴隨心理上的改變，可能還是治不好。與其逃避，讓問題以另外一種形式出現，不如我們一起來面對。

很多人把自己的感覺游離出去，一直沒有跳脫「面對絕症」這個陷阱，他必須進入「面對覺受」這個狀態才開始上道，否則他只是在「處理」癌症。

如果只把焦點放在處理癌症上，例如開刀、做栓塞、注射酒精，或是化學治療、放射治療等，甚至加上偏方及氣功，這無異於捨本逐末，也是癌症的死亡率始終居高不下的原因。

有些人運氣好，不知不覺進入了第三期。在和癌症奮鬥的過程裡，心境轉變了，或是困境改變了，治療變得有效，也不再復發。可是人總不能光憑運氣吧！一個人最應該處理的不是他的癌症，而是他的心境！現代醫學最缺乏的正是這點，也就是處理心境的問題。只要一個人還在處理他的癌症，我就認為他還沒上道。大家都在處理癌症，以為那是最立即、最可見、最具體的——其實是最虛幻的，怎麼打都打不贏，因為沒抓到要害。跨出這一步最為困難，卻也是最重要的一步。

一個人為什麼會選擇逃避？一定是之前覺察到一些問題，也許是不快樂或是其他的困境。想必已嘗試了很多方法，也許曾試著求助，以解決他的困境，可是一次又一次的努力，卻一再地挫敗、一再地失落，始終沒辦法解決這些問題，所以才會選擇逃避，直到他的感覺已經麻木，把那樣的痛苦推出了他的覺受。一個心理上的絕望形成，卻被推出感覺之外，於是就以癌症的形式回來。

然而，逃避並不能解決問題，問題會以另外的形式出現。所以，大家可想而知，要逆轉這個過程的確不容易。這個人之前一定嘗試過很多方法，能解決的話他又何須逃避？所以罹患癌症的人，往往充滿了無力感，而周圍的親友卻一古腦兒鼓勵他要堅強地走下去，這也是我在臨床上常常看到的現象。

很多癌症個案對自己的感覺相當陌生，當這些個案開始和我進入治療的過程，其實就是一種求援、想要改變，因此會加進新的元素，不再孤軍奮鬥，獨自去面對痛苦和悲哀。在團體裡，有一大群朋友支持著他，這時候，個案不再是孤單的，我和這個團體會跟他一起想辦法。

當開始面對問題，不再逃避，才可能產生行動。但是在面對的過程中，有沒有痛苦？有！你過去一直忽略、一直不願面對的絕望感，會突然地襲向心頭。本來你把它游離出去，以為沒事了，沒想它以癌症的形式出現。現在再回過頭來擁抱當初你不願面對的感覺，的確不容易。很多人不願意承認、不願意面對、不願感受那種不好的感覺，他們會抗拒。但是，接納、覺受那種絕望，只不過是一個過程，通過絕望的幽谷，才能看到希望的曙光。過去種種譬如昨日死，往後種種譬如今日生，度過了情感上的痛苦或憤怒，釋放淤積的能量，開始為自己的存在而奮鬥，你將充滿自在的喜悅，進入重生的過程。

如果你找到十二個不再絕望的理由，並且採取行動，將改變你陷入絕境的心理狀態。只要你開始對這些目標採取行動，身體的絕症當然會慢慢好轉，這時候如果再加上一些治療，才有真正的功效發生。

我和個案常常進入這樣的過程，我們一起尋找的不單是十二個不再絕望的理由，還有十二個快樂的方法。當生命變得不同，絕望的心境、無力感、無價值感慢慢消逝了，那麼，癌症在臨床上也會開始好轉，因為它就是你心境最真實的反映，毫無例外。

你並不受事實影響，而是受你對事實的看法影響

正因為對於絕望的心境找不到解決之道，所以才會選擇逃避，要是再次面對，又找不到解決之道，那豈不是更痛苦?的確如此。不過，你必須把自己和絕望之間的關係還原過來。你要知道，人跟感覺之間永遠有互動，不可能假裝沒有任何感覺。一旦你面對了那個絕望，不再逃避，焦慮反而會不見。你能如是觀之，因而獲得釋放。

很多人說：「我就是不能面對！」可是，並非去面對那個情況，而是要面對你因之而起的絕望。是你跟情緒之間的關係，是那個絕望啟動了致癌基因，損害了免

疫系統，把人們帶向死亡。

往內心看著你的絕望，看它怎麼說，看到裡面的憤怒、裡面的吶喊、裡面的掙扎，瞪著它們，並且看看是怎麼來的？如果逃避，你永遠不會知道它是如何產生的，也就永遠沒有機會穿透它，並且經驗它，它變成了你相對真實的敵人。一旦你經驗它、穿透它，並且正面迎向它，你就會知道它的來龍去脈。

你不見得是被生活、經濟情況或外在因素卡住，你是因為對這些外在情況無技可施才產生絕望。有些人說：「我就是沒有錢，你給我一百萬，我就好了。」可是重點不在這裡，有人可能缺了一千萬，但人家可沒有絕望啊！很多人是死在面對外在困境無力回天的絕望感，而不是真有哪個外在困境會殺死一個人的。

當我們面對情緒後，會知道它是來自我們自己的內在。外在的壓力不見得會摧毀一個人，果真如此，那是由於我們應付外在壓力的方法，都是套用老舊的、本能的、不敷使用的模式。這時候，只要我們學會新的技巧，學會放下層層卡住自己的執著，用另一番海闊天空的心境去面對我們的生命。在這過程裡，你會看到轉機。

轉機不是靠外在事情的改變來達成，而永遠是來自你內在心境的轉變。

往往，我們進一步則粉身碎骨，退一步卻海闊天空。當我們的心境改變了，再面對絕境時，開始能對外在看似困難的情境，採取不同的觀點以及彈性的因應之道，會為自己的生命開闢另外一條希望之路，為我們的生命開出另外一株新鮮燦美的花朵。大家想必看過很多人自從得了癌症之後，反而活得更燦爛、更美麗，這是最好的證明。

很多人一味地想改變外在的情境：「婆婆就是討厭我」、「老公就是不愛我」、「我就是欠人家錢」，當你期待藉由外界的改變來拯救自己時，通常會很絕望、很失落。真正身心靈的希望工程，是從內而外。

一旦不再執著於特定的形式，你將會從過去怎麼想就是不通、怎麼做都不對的情況當中解脫出來。那樣的喜悅是難以形容的。當這個轉變發生時，身體上的復原將是不可思議的。

我的這些理念，並非空泛地帶給人們不切實際的期待和希望，而是真能在臨床上付諸行動，與個案一起去努力，也的確得到顯著的效果。

很多人都是卡在執著的觀念上，拿不起也放不下，我覺得這比任何情況都來得困難。我常常跟他們說：「我不是要你們改變個性，只希望你們調整一下，轉個彎，不要直直的撞上去。退一步則海闊天空，不要太執著，不要鑽牛角尖。如果換個方式來面對，換種心境來看待，也許就會有不一樣的感受了。」這是需要去嘗試、需要被鼓勵，更需要自我覺察及成長的過程。如果這人能夠放下執著，退一小步，也許真的就能夠看到契機，甚至會燦然一笑，覺得天下本無事，庸人自擾之。

當然，這樣的說法是有些誇張，畢竟人還是人，心還是肉做的，常常最在乎的事情，又偏偏最做不到，那樣的心痛是很難形容的，也很難為外人道。我每天幾乎就是跟這些病友為伍，但總是能夠看到絕境當中的轉機、絕望當中的希望，一路走來，讓我對人也充滿了信心。

這樣的治療並不容易，不是把道理告訴病友，他知道了就沒事，而是在醞釀終有一天他會突然大悟的前驅步驟。之前，可能都只是鋪路，是一種漸修的過程，直到有朝一日突然想通了、開竅了，治療的效果才能立竿見影。

很可惜的是，國內那麼多癌症個案，又有多少人能進入這樣的過程？有人問我：「為什麼不簡單提供十二個快樂的理由就好了？」我想，每個人都不一樣，這種漸修的過程是得量身訂做的！

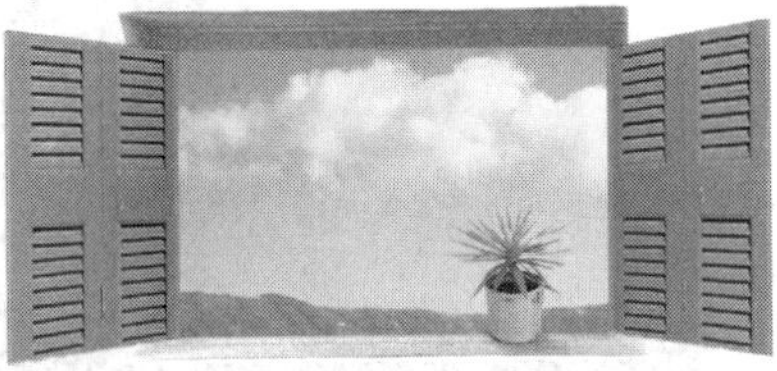

Dr. Hsu

第七章 食物不是嫌疑犯——怎樣吃都健康

。。。

很多人知道自己得了癌症之後，在心態上都認爲是飲食不當而導致，所以病發後對健康的保養之首，全都轉爲對飲食的調理、對食物的篩選。如果我們對吃下去食物不信任，其所造成的危害甚至比食物污染的危害更大。光是這種不信任，就會讓身體產生不良的反應。

環境污染與飲食致癌？

「飲食致癌論」是相當風行的理論，很多坊間流傳或是中醫的說法，都認為癌症的起源大部分是飲食造成的。

很多人知道自己得了癌症之後，在心態上都認定是飲食不當導致癌症，所以病發之後，會想從改變飲食著手，例如食用生機飲食、小麥草、牧草汁、苜蓿芽，或是自行做養生湯，不再買市場的菜，不吃油炸的食物，也不敢再吃肉類，因為肉類可能有動物死前排放的毒素。一些民間的觀念認為鵝肉或蝦子也不能吃，因為它們的毒性較強。整個對健康的保養之首，全都轉為對飲食的調理、對食物的篩選。

支持這種論調的人，會從污染的觀點來詮釋癌症的起因，認為汽車或工廠排放的有毒氣體可能導致肺癌，不當的染髮劑可能導致膀胱癌，乳癌被認為與高脂肪食物有關，肝癌被認為可能與黃麴毒素或有毒氣體相關，其他各式各樣的癌症，則被認為和食物當中的農藥殘留或化學肥料的使用有關。

我有個癌症個案，因為怕他的小孩也會得癌症，所以連孩子都得改變飲食習慣，最後能吃的東西越來越少。我並不否認這樣的論調，但令人遺憾的是，它造成幾點危害：

一、耗費了太多時間在追求純淨的飲食上。

如果過去胡亂吃東西，或是不注重營養，是因為不愛自己，那麼患癌症之後，變得愛惜自己而開始注重飲食，倒也還好；但是我覺得大部分人對食物的選擇，是建立在恐懼之上，對於食物的攝取已經不再有信任和喜悅的心情，而是一種恐懼的心態。

即使是有機蔬菜，還是會有少許的污染，因為土壤、水質或空氣的污染是全球性的。譬如蘇俄車諾比事件發生的核輻射外洩，讓全世界多少都會受到影響，絕對不可能有個純淨無污染、連空氣也與世隔絕的地方。

對於深信飲食或污染致癌論的人而言，每種食物似乎都是致癌的危機物，只是危險的程度不同。他們整個的抗癌方向、思考方式，都圍繞著飲食打轉。

我有個個案，一個早上可以花三、四個小時，只為打一杯蔬果汁。她把所有心力都放在飲食上，沒有時間回顧她的生命，沒有時間和家人相處，沒有時間做她喜歡做的事、做真正有益於她復原的事，而竟然浪費這麼多的時間在飲食上，令我覺得不可思議。周圍的人告訴她有哪些東西不能吃，而她自己也認為是飲食習慣不佳，才導致她生病。這也是為什麼有些病友到後來會變得營養不良，根本沒體力經得起化學治療。

二、對「吃」這件事開始變得戒慎恐懼。

過分注重飲食或環境污染會致癌的論調，讓人懷著恐懼攝取食物，而吃下去的食物都被當作致癌的嫌疑犯。很多自認過得很健康、營養也很均衡的人，到後來卻發現得到癌症，心裡會很不平衡。

有個個案就曾經說過：「我每天做運動、不吃油炸食物，既不抽菸，也不攝取高脂肪，最後還是得到癌症。」有些人甚至強調吃肉會產生酸性物質，導致體內酸鹼質的改變，而酸鹼質的改變讓人容易得到癌症。

我們對所攝取食物的不信任，其所造成的危害甚至比食物污染的危害更大。光是這種不信任，就會讓身體產生不良的反應。當一個人的存在是處於一種如臨深淵、如履薄冰的狀態，用懷疑的眼光盯著每種食物，他怎麼可能吃得心安？所有食物的調理方法都必須少鹽、少糖、少油、少味素，光是難吃的程度，我想就會整死很多人，更別提會不會致癌了。一個人必須忍受無趣、乏味、嚴格的飲食計畫，而在這飲食計畫的背後卻都是恐懼，單是這一點就足以危害我們的身體了。

三、過份強調「環境致癌論」或「飲食致癌論」的人，是不信任身體的。

他們對於身體能將吃下去的食物轉化成需要的營養，以及身體具有正常解毒功能的能力根本沒有信心。這種對身體高度的不信任，會讓身體復原得很慢，甚至會一步步將他帶向死亡。

事實上，我們的身體有能力將吃下去的所謂「有毒物質」予以去毒，或是轉化為有利的物質，但現在這種對身體正面的肯定不但沒有被強調，反而不斷去強調身體的脆弱面，以為身體完全沒有辦法抵抗農藥污染或是化學物質，這樣的想法會讓身體真的變得脆弱起來。可是，並非身體本身不能抵抗，而是由於你的信念、負面思想和恐懼一直在扯身體的後腿，讓身體本來具有的能力喪失了。

如果大家對幾章內容還記得的話，應該可以明白：身體會跟著我們的信念走，會按照我們心裡認為的樣子而表現出來。試想一個對身體抱持高度不信任的人，怎麼可能擁有健康？同樣的，認為食物會對身體造成負面影響的人，他的排毒力當然也就比別人差。

很多人想著，乾脆生活在無菌的環境下算了，可是我們的身體每天在這世界上活動，大多數人還不是活得好好的？環境中有害的成分、致命的物質無數，而我們對身體懷著信任的態度，於是身體就表現出它本然的能力。有些人一旦生病，對身體的信心就崩潰了，看到的只是身體不好的部分，然後負面的循環就產生了，身體變得越來越不健康。

為什麼要我特別把飲食態度提出來呢？因為我看過太多人浪費寶貴的時間在飲食上，當我們認為致病的因子是環境、飲食，或是不當的烹調方式、食物的農藥殘留、化學物質、化學肥料、空氣污染或水源污染等，他們根本沒有學會自我覺察和自我負責。當所有的因素都是外界導致的時候，還能談什麼自我負責呢？

抗癌之道在於心，不在於吃

過分強調「環境致癌論」、「飲食致癌論」、「烹調方法致癌論」的科學證據或實驗，大大的誤導了民眾，將人們帶離真正的問題，忽略了身心靈一體的關鍵。這也是目前整個世界潮流、傾國家之力在抗癌的努力上，儘管做得很多，大量宣導，但成效卻不佳的最主要原因。

事實上，有很多臨床個案顯示，有些人不抽菸，照樣得肺癌；有些人每天規律的運動，吃很健康的飲食，也不吃油炸的食物，一樣得到癌症。

我並不否定飲食、污染和癌症的關係，但這些絕對不是關鍵角色，頂多是附加因子。真正啟動癌症的因素，是不快樂的生命，是內心的絕望。當這些原因起來之後，藉著環境或是飲食方式，讓內在的問題朝著這些外來的因素發展。

當一個人的內在已經醞釀出罹患癌症的心理氛圍，例如絕望、失落或是太大的壓力，這時候在他體內的病毒可能會被用來形成癌症。其實並非病毒本身會致癌，而是致癌的氛圍已經形成了，病毒只不過被拿來作為工具而已。很多科學研究或調查都沒探討出真正的原因，因為他們只研究可以觀察的因子，而真正的原因不見得都是能夠被量化的。

另外，有些人則認為癌症是由於業障使然。基於宗教上的理由，強調必須藉著吃素來消除業障，所以很多得癌症的人開始吃素、做功德。

我覺得，如果做功德是為了引導個人和社會大眾互動，把愛分享出去，的確是件好事。但如果做功德的目的，在於認為癌症是因果上的罪業造成的，必須藉由吃素以消罪業的話，我認為這是一種宗教上的偏差及誤導。基於宗教上的恐懼、因果業報的概念，以及害怕動物的靈魂會來報復，而非出自信望愛，這跟事實距離太遠了，也容易誤導人們進入思考的陷阱。

抗癌之道在於心，不在於吃。這很接近禪宗的思維路線，心才是最重要的。如果吃肉會致癌，那麼肉食動物豈不全部罹患癌症了嗎？環境要保護、地球的生態要恢復、環境污染要減少，這些想法都是對的，甚至這些都只是消極的做法，我們還必須從事生態保育及物種復育的工作，因為地球不只是人類的，而是所有生物共享的，但並不需要把這些事情和癌症扯上直接的關連。

新時代的觀念，對飲食的概念只有四個字：「均衡、新鮮」。

相信身體，相信食物

一、**開始對身體產生信任感。**

相信身體能將吃下去的東西——甚至是微量的有害物質——完全去毒，或是將它們轉變為對身體有利的物質。身體的確有這樣的潛能，而它每天也都如此運行著，只是大家不知道罷了。

二、**相信你的食物。**

不可否認，現在世界上充滿著太多污染物質，無論是化學污染、化學肥料、空氣污染或是農藥等等。而有機飲食真正的目的是讓環境回歸自然，減少人工的干預。這是基於愛護土地，而不是出自恐懼。

我們對吃下去的食物應抱持信任、肯定的心態，而不是把每一口吃下去的食物都當作嫌疑犯，好像得了病之後，「吃」成了你生命當中最重要的事情；「吃」這個字變得越來越大，直到把你壓垮。如果你所吃的每一口食物都要經過篩選、戒慎恐懼的烹調，一定得是有機食物、不能有任何污染的話，那每天花在「吃」的時間可就多了。難道人生只有「吃」最重要嗎？

三、攝取均衡新鮮的飲食，但最重要的還是調整生活品質。

你每天過著充滿愛、自我滿足而喜悅的生活，還是過著愁雲慘霧、擔心害怕、不願面對現在、不敢奢望未來日子的生活？切記：You are what you think, not what you eat. 如果依照坊間的說法，吃什麼就補什麼，那麼吃豬腦豈不就變成了豬腦？

身體是一個偉大的能量轉化器，我們的肝臟、腸胃或是其他機能，都有能力將外來的物質經過異化作用、同化作用，轉成身體可以利用的物質，成為身體的一部分，這是一個偉大而不可思議的過程。身體對於有害物質可以忍受的極限及能夠轉化的能力，其實遠超乎我們的想像。你越覺得身體脆弱，你就越倒楣，因為你的身體就會真的變得脆弱。

吃一些讓你覺得舒服的食物，把吃當成享受和愛自己的表示。當你愛自己的時候，不會吃一些亂七八糟的東西，不會暴飲暴食。暴飲暴食常常是恨自己的一種表現。懷著愛去調理食物、吃食物，懷著信任從事各項飲食的攝取。讓那些食物使你有精神，讓你覺得身體能夠接受它，我想這才是最重要的。

很可惜的是，很多得到癌症的人聽了坊間的說法、看了很多的書籍，拚命地在飲食上作文章，我覺得那不但浪費錢，簡直是在浪費生命。飲食是人生的一部分，而且是人生重要而基本的一部分，如果變成了人生的全部，那麼這個人生未免太可憐了。一個罹患癌症的人，時間相對上變得更為珍貴，何不把時間用在更好的方向，更加自我覺察，與家人和諧的相處，花更多時間做內在心靈的調整，珍惜每道昇起的陽光和每個落下的夕陽，並開始用愛和感謝來對待自己和周圍的人，這樣會是比較好的心態。

過度強調飲食或環境致癌論，是唯物醫學下的產品。這是以物質為出發點的思考方式，而不是真正的身心靈整體平衡的概念。很多打著身心靈口號的人，搞了半天還是把飲食在第一位。我相信現在很多癌友已經可以慢慢揚棄飲食至上理論。飲食是愛自己的一種表示，不應懷著恐懼的心態去吃。

我要再強調一次，在自然的情況之下，身體是很有能力將一些有害的物質轉變成有利的東西。這樣的說法並不是鼓勵人們吃有害的食物，而是希望大家能對身體產生真正的認知。像先前提到的，醫學越發達，人們對身體越擔心，這種錯誤的概念甚至會削弱了整體國民的健康。

在我們的社會裡，大家都在爭論全民健保所造成的浪費和支出。我覺得，多數國人的概念——想利用藥來讓身體健康——是錯誤的思維方式，藥永遠都只是輔助，永遠都只能治標，甚至有時連治標都談不上。

中國人愛吃藥，認為有病治病，無病強身，這是一定要改變的觀念。藥最多只是輔助身體復原的能力。身體本身的復原能力和自療能力，才是應該最被強調的。

無可避免的，當一個人發現自己得到癌症之後，總是要花上幾個月的時間在飲食上作文章，直到後來越來越懶得調理為止。我的病人有的生命已經延續了三、四年，甚至五、六年了，他們到後來都慢慢覺得：過分強調飲食致癌的想法實在太荒謬了。

在我的治療團體裡，大家把對生病的消極防護，轉變成對健康的喜好和追求，不再消極的預防身體生病，而是相信健康是身體的必然狀態，積極的擁抱健康和喜悅，並且自我覺察及成長。

對於得到癌症的病友們，我有這樣的期許：希望你可以早日度過飲食致癌論的階段，而進入下個階段，也就是開始覺察自己的心、自己的情緒，重建生活方式，注重自己與旁人的互動和心境的平衡，這才是治癒的主要關鍵。

健康活力十字訣

一、不要吃太飽，不要餓太久。

現代人有一種很不健康的飲食習慣，要嘛就餓太久，要嘛就吃太飽。當身體餓太久的時候，沒有辦法達到平衡，當身體吃太飽時，又必須在很短的時間內消化所有的食物，造成身體整個新陳代謝的速率一下子高、一下子低。身體固然有能力面對這些變化，可是我們不能因為它有這樣的能力就故意折磨它。

在飲食上我們應該懷著愛和信任的態度，並且讓食物能在二十四小時內盡量平均攝取。不是每次都非得要吃到飽，否則就覺得好像虧了很多錢似的，這只不過是折磨自己，有什麼好處呢？

二、不要醒太久，不要睡太久。

身體的某些代謝物必須在睡眠的狀態下才能清除，所以當一個人醒太久的時候，身體會累積比較多的代謝廢物，必須花更多的時間才能清除乾淨。如果在一個較長的清醒狀態裡，能夠小睡片刻的話，身體就能利用這些片刻把代謝廢物清除乾淨，可以比較快恢復精神，而且在代謝性的疾病上也會容易復原。

不要睡太久，是指當睡眠超過十個小時以上，肌肉缺乏活動，意識會比較遲鈍，身體非但沒有得到真正的休息，也會比較沒有活力。

第八章　超越時空的癌症療法

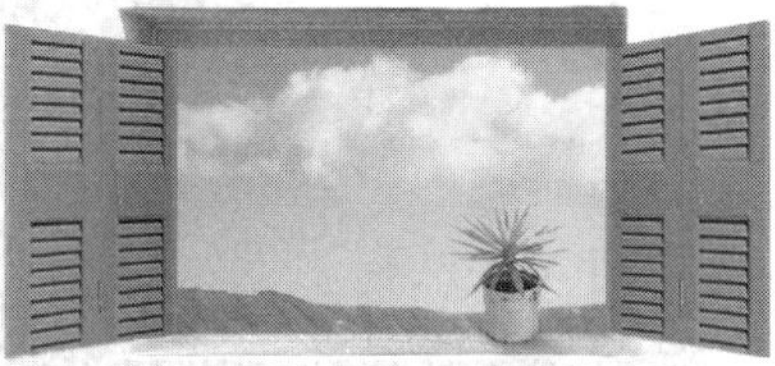

。。。

在曾經產生強烈求死念頭的那一瞬間，爲什麼痛苦到不想活下去？沒錯！正是那一瞬間，基因開始突變了。如果病友能夠爲自己的生命尋找新的可能性，打開困住的僵局，便會找到活下去的新動力。這也是我在整個癌症治療上最強調的一點。

大家都知道，癌症是基因上的突變。基因突變的基本特徵包括：

一、細胞本身的壽命增加了。假設一般的細胞可以存活一百二十天，那麼腫瘤細胞則可以踰越這個極限，不像一般細胞，時間一到就死亡了。

二、具有擴散的特質。舉例而言，正常的肝細胞不會跑到肺，腸子的細胞也不會跑到肺或肝，而一旦形成癌細胞，則會有很強的擴散功能。

三、腫瘤細胞的生長不受抑制，會奪取正常細胞所需要的營養，不但無法發揮正常細胞的功能，還會破壞周圍的細胞，並且持續長大。有的腫瘤甚至會產生壓迫作用，導致很多症狀的產生。

歸根究底，我們可以很明確的說，腫瘤就是來自於基因的突變。所以很多學說都在探討：是什麼樣的原因讓基因突變？現今已歸納出若干因素，譬如放射線會讓DNA突變，化學物質如黃麴毒素，甚至DNA本身，都有一定的突變率。

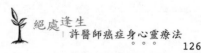

從基因的突變到形成癌細胞，到成長為腫瘤，視癌症的種類而定，有的需幾個月，有些是幾年。目前的醫學都是治療突變後的細胞，將已經形成癌細胞的部分予

以切除，遠端轉移的部分做化療，近端轉移的部分則進行放射線治療，或是其他的療法等。

時空回溯法

如何讓細胞不突變？如何讓已經突變的細胞回復正常？目前並沒有這樣的療法。但以新時代的觀念來說，卻有這樣的療法！我姑且稱之為「時空回溯法」。

當事者要去發覺：在過去哪一段時間，他曾經產生很強烈的求死念頭？而在那一瞬間，他為什麼想要求死？為什麼對生命感到特別的絕望？為什麼痛苦到讓他不想活下去？

沒錯！正是那一瞬間，基因開始突變了。如果癌症病友能夠為自己的生命尋找新的可能性，打開困住的僵局，便會找到活下去的新動力。這也是我在整個癌症治療上最強調的一點。

生命的希望在哪裡？他對何者有很深的期待？就是這樣的期待，讓人的免疫系統變得強壯，讓免疫系統去打擊癌細胞。也正是對生命的渴望和期待，讓他的腫瘤細胞可以慢慢恢復正常。在這種治療法的過程裡，它所涉及的是讓突變的基因慢慢被修復。因此當下必須去做改變——不只是行動上，而是整個思想、人生觀上的改變。

打開內在的心結

如果過去的絕望、挫敗曾導致一個人一蹶不振，雖然人是活在現在，可是依然帶著過去的痛苦，那病又怎麼可能會好呢？信念的改變可以修復基因。當下改變心境，就能夠改變我們的過去，而一個潛意識過去情境的改變，會讓我們的身體在當下開始恢復健康——因為心中的死結打開了。

要打開一個人心中的死結並不容易，可是它絕對值得去做，也絕對是應該要花時間做的，可惜大家對這部分付出的注意力不足。我希望將來能有越來越多的人知道這樣的做法，並且以這樣的方法幫助更多的病患，相信這會是很多病患的福音。

如何打開心裡的死結？死結——一定是過去發生了某些事情，對個案產生了重大的影響，於是心中油然升起一股絕望感，因而啟動了癌症基因。心裡的死結封殺了他所有對未來的希望，生命裡不再有快樂、不再有陽光，覺得自己活得很悲哀。套一句電視影集《銀河飛龍》裡常說的話：「他已經啟動自我毀滅的程式了。」

如何在自我毀滅程式即將終了之前，解開並且重設那個密碼？首先，我們必須了解：當初是在什麼樣的情況之下啟動了自我毀滅程式？我們必須回溯到當初的時空，打開當事者心中的死結，並幫助他重新拾回對生命的信心。這涉及深層心理層面的問題，必須透過思想和觀念的大幅度改變。

有個個案：自從先生有了外遇，她每天過著生不如死的日子，淚已經流乾，好幾年不曾哭過了。就在一次團體治療裡，她再一次哭了，發現自己談到過去的那段痛苦時，其實並沒有完全走出來。很重要的是，當她談到過去那段經驗的時候，她其實已經不再是當年的自己，而是一個成長的新自我，有大家在幫她、我在幫她，她自己也在幫自己，我們大家陪著她一起去面對過去那段痛苦。

在她重新面對的過程中，痛苦的心鬆掉了，隨著眼淚的湧出，她的心再度活了起來。她已經能夠把痛苦表達出來，不再覺得自己是在一條絕路上，只能沒有希望的苟延殘喘，甚至倒數計時。這是共同合作的結果，我們一起解除自我毀滅程式，讓導致基因突變的過去那一刻改變了。

當下即是威力之點

我們的心智是活在廣闊的現在，而威力之點就在當下。當下整個生命的改變、心境的改變，可以影響到當下的身體。透過時空的重疊和回溯，我們會在過去創造出一個新的可能性，就在導致基因突變的那一瞬間，讓生命走向另外一個可能——在那個可能裡，基因並沒有突變。

我們的身體固然不可能實質地回到過去、假裝癌症從來沒有發生過，可是身體卻可以從當下的力量去改變過去，而產生與新的過去相連的「新的現在」，讓腫瘤走向康復的道路。要讓這樣的現象發生，並非容易之事，但也沒有那麼困難。

目前傳統醫學認為：基因是生物學上的一個過程，與我們的意識、情感是沒有任何關係的。但新時代的說法具革命性、更究竟，也更接近事實——即心境會影響基因，會影響蛋白質的合成、荷爾蒙的分泌，也會影響交感及副交感神經，影響著我們每天、每一瞬間的生理狀態。人類對癌症的治療必須進展到心境的層面，透過「當下是威力之點」的概念來治癒，一方面修復腫瘤基因，一方面加強免疫系統，這才是治療癌症的關鍵。

至於方法，正如剛才所言，應回到當年癌症發生的那一點，看看究竟是什麼事，導致一個不想活下去的強烈意念產生，因而啟動了癌症的基因。假設經過了自我成長、自我覺察的心理治療後，再度回到當年的現場，會不會有不同的選擇出現？雖然過去的事不能挽回，比如心愛的人已經與他人結婚，或者已損失了幾百萬元，我們固然不可能再回到那個過去改變既定的事實，但我們可以決定自己對既定事實的心態及反應。

我有個個案，當年創業失敗，覺得非常沒有面子，認為自己的整個生命已比不上別人，看見朋友一個個翻身，相形之下自己的能力差、感情失敗、對不起父母。當他回到原來的行業時，偏偏又欠了一屁股債，於是開始心灰意冷，後來被診斷出罹患鼻咽癌。

對於這樣個案的治療，我們可以回溯他當年的心境，在整個治療的過程當中，再度用愛及關心幫助他面對那時候的痛苦，當下解開心結。在當下的治療情境中，和過去的絕望心境重逢，就可以一起來面對「自我毀滅程式」，或創造新的可能及生機。倘若如此，突變的基因即開始自我修復的過程。

當絕望、痛苦的心境沒有解決，無論這個人做了多少的治療，效果都不會好，因為絕望之下，源源不斷的生命力正讓腫瘤成長及擴散。這時，我們該如何幫助他解脫？如何在當下創造出新的可能性？也許當下他覺得很失敗，在朋友面前抬不起頭，每天無精打采，覺得自己很委屈。如果能夠幫他打破若干概念：「難道你在當時被判了死刑嗎？難道你生命的意義就決定於生意是否成功嗎？一個做生意失敗的人就代表沒有價值、不值得活下去，沒臉活下去嗎？難道你的價值，與你有沒有出人頭地、是不是主管劃上等號了嗎？」慢慢的，幫助他重建自我價值，並且學習與別人分享他的快樂和關心，而不是把生命建立在金錢、名利和地位上，那麼他的腫瘤細胞在當下這一刻會感應到他心境的改變，感應出內心的絕望已經離他而去，腫瘤也就會逐漸遠離他的身體。

就心靈的層面而言，這些導致絕望的情境固然是在過去發生的，然而顯現出來的效果卻是透過當下的身體。如果在治療的過程裡，能用心理劇去做過去經驗的重塑，治療效果應該會很不錯。

我希望這樣的治療方法，在將來能有更多人了解與從事，以便能夠為整個癌症的治療開創出一個新的時代、新的契機，整個人的身、心、靈走向整合的道路，而不是只針對身體做治療，讓病友覺得整個生命過得更有品質，而非活在一蹶不振的絕望當中。

「威力之點在當下」是著重在當下改變的力量，當下立即採取一個有力的行動，而且在當下那一刻深信你的身體是健康的。疾病只不過是一個顯現出來的現象，有它的意義要表達。現在很多人得了慢性病，就我的觀念來講，得慢性病的是心靈，而不是身體。

事實上，身體是有能力在任何時刻更新它自己的，可惜心靈卻一直活在僵化的、慢性化的病態模式裡，掙脫不出習以為常的軌道及習氣，所以讓身體失去了活力，而被診斷出所謂的「慢性病」來。如果我們能夠在當下運用「威力之點」的概念，從「心」做一個全然的改變，那麼身體收到這樣的訊息之後，自然可以在當下開始進步的。

我要傳達的訊息很簡單：得慢性病並不是身體天生自然的歷程，它只不過反映出僵化的生活模式：一個固若金湯的頭腦和已經不願在生命和生活當中尋找新意義、新活水的人格。

每天只過著固定的生活，依照舊的模式思考、舊的情感方式反應，拒絕接受新的變化，這樣的心靈很容易把它的身體弄得像一灘死水，新陳代謝變慢了，心血管的彈性變差了，甚至動脈也開始硬化。很多人會覺得那是身體的問題，是身體的動脈硬化，是身體對醣的代謝能力降低所致。但我認為不是身體對活力的利用能力降低，而是心靈不再能夠汲取源頭的活水，而反映在身體上，使得身體不再能夠有效的利用葡萄糖，導致血管壁充滿了阻塞物，使這個人的肢體不再靈活，頭腦不再清楚。

如果我們夠運用「威力之點在當下」的概念，改變我們一成不變的思維方式，活到老、學到老，讓生命不斷向前進，靈魂不斷的更新，那麼對身體而言，可以萬古常新，再度提振活力。

現代醫學令人遺憾的是，一直在尋找長生不老的秘訣：怎樣才可以讓身體繼續年輕下去、活得更久，尋找慢性病的基因、避免身體得到慢性病等。

這些方向其實是偏頗的。我覺得最有效的方法是：為心靈找到新的活水，令心靈重新看待它自己，讓心靈不斷的成長更新。很多癌症其實就是心靈的活力找不到出口而致扭曲的最佳例子。當生命背後的生長力量很強，個體卻找不到出路而死守著僵化的現狀、無法改變原有的模式時，那股受抑制的能量就會不斷的累積，直到形成癌症。

癌症是一個改變的契機，它要求這個人從思想、觀念及生活方式都要達到巨大的改變，直到生命可以更新它自己，打開僵化的思維模式、衝破人生的絕境，這是在絕處卻又逢生的過程。

當我們的靈魂和生命走到絕境的時候，彷彿看不到未來、找不到出路，這時候我們就要回復到當下，擺脫過去與未來的種種束縛，讓我們的身和心更新它自己，站在一個全新的出發點上。

第九章　以心靈改變基因

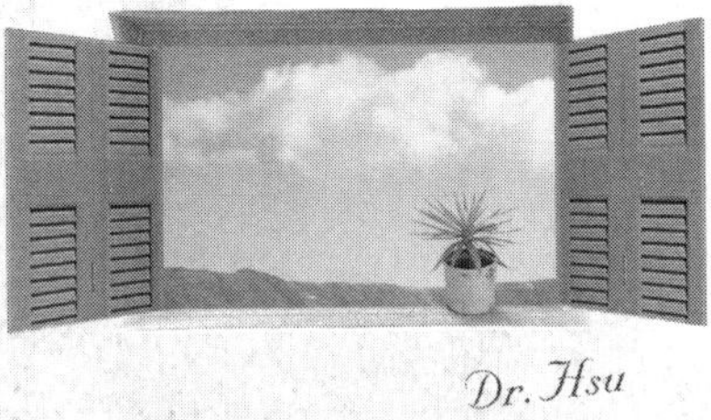

。。。

一個再好的基因，遇到不健康的心理、絕望的心境，還是會突變產生致癌基因。現在科學最大的盲點是：它認為基因是基因、人是人，兩者分開。這樣的思考並不正確，因為基因和人是互動的。「最好的基因治療，救不回一個沒有生命力的人。」

醫學發展至今，已逐漸探本溯源，發現很多疾病，從精神分裂、糖尿病、癌症，乃至先天性疾病，都與基因有關。這樣的思考方式的確沒有錯，基因是我們一切生理活動背後的總指揮，如果不是這二十三對基因，我們不會身為人類，不會有心、肝、脾、肺、腎，不會有這些生理活動，也不會分泌荷爾蒙。

基因是我們生而為人的生命基礎，這也是為什麼很多科學家和醫學家想從基因的角度來治療疾病、恢復健康、延長壽命。現在很熱門的議題，如複製羊及各式各樣的基因治療法正如火如荼地發展，而人類基因的藍圖甚至已被解讀出來了，當然，這是一件令人興奮且鼓舞的事。

基因工程不等於基因治療

不過，這是以物質醫學為基礎的思考模式。回到我最喜歡講的一句話：「最好的換心手術，救不回一個沒有心要活的人。」把它轉譯為另外一種說法，就是：

「最好的基因治療，救不回一個沒有生命力的人。」

一個再好的基因，遇到不健康的心理、絕望的心境，還是會突變為致癌基因。現在科學最大的盲點是：它認為基因是基因、人是人，兩者是分開的。這樣的思考方式並不正確，因為基因和人是互動的。

很多人提到身心靈的概念，到底什麼是「靈」？基督徒會說：「靈就是聖靈，是指基督的精神。」追求靈性的人則認為靈指的是靈性，而佛教徒可能認為靈就是因果、靈力，與業障有關係，或認為它是一種無形的靈界力量。

我認為靈分為兩個層面：一個是心靈，另一個是心靈具體化的部分，就是基因。「靈」是一種內在心靈的力量、是我們的靈性，這樣的說法都沒有錯，可是我們的靈性必須用具體的方式來呈現它自己。

就肉體而言，靈性必須先把自己轉譯為遺傳密碼，也就是所謂「基因」。基因是我們的靈性藉以用來呈現生而為人的具體「載具」，也是道家所謂「道成肉身」的意思。整個肉體、身心的運作，是我們靈性作用下的結果，而靈性在物質世界具體化的呈現就是基因。我的身心靈治療法，其實是直接對基因進行治療，當個案和

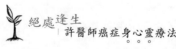

治療師進行心理上的互動，達到最深的根源，也就是靈的層面。

但就生物學而言，這正是基因的層面，那麼基因本身在這過程中會被修復。這也是為何有些人會認為基因是生命的遺傳密碼，是心靈不斷演化形成的一種狀態，而不純然只是生物性的現象。

基因本身有著很複雜的結構，並非所有的基因都處於活動狀態，有些基因是活動的，有些基因是不活動的。基因的調節，指的是讓一些基因從不活動轉為活動，而另一些則從活動轉為不活動。很多的治療法並非真的改變了基因的基本組成，只是去調節基因，讓不好的基因停止表現，而好的基因得以表現。

就如大家所知，致癌基因是人類基因裡的天生配備，是一種自我毀滅的裝置。在新時代的觀念裡，認為基因的本質是信、望、愛。當我們用信心、用希望、用愛來治療的時候，其實就是真正的基因治療。

真正的基因治療，不應是實驗室裡冷冰冰、無人性的實驗，把人性與基因硬生生地分離開來，而是用一種對生命熱情的追求、自我覺察以及自我認識的方式，針對人性層面進行互動，以達到對基因外在表現的調整。這和完全忽略人性、個別性，漠視個人整個人生、整個生命真正的問題，只用基因工程的技術把病治好了，是完全不一樣的基因治療。

你才是基因的主人

人不單是肉體的動物，很多人以為，一旦找到了致病的基因，把基因修復了，就會健康。我想這是一個很狹隘、只顧物質和身體的思考模式。

我曾治療一個卵巢癌的病人，當個案和她的先生第一次來看我時，我就很深刻地認知到：從她的成長過程一路走來，她內在的創造力完全被扼殺了。尤其在婚後，她開始慢慢的以先生的意見為意見，自己的聲音已經變得不存在了。到後來，夫妻間的爭吵越來越少，可是她卻越來越不快樂，每天日復一日的過日子，沒什麼樂趣可言，後來診斷出罹患第一期的卵巢癌。

我對她說：「每個人在人生的舞台上，都要發出自己的聲音，這是為了和別人形成共鳴，成為和弦。每個聲音都有它存在的價值和必要性，就像交響樂團，每樣樂器都是不可或缺的，各別發出的聲音都是重要的，與其他的樂器能夠產生搭配。今天如果你沒有自己的聲音，用別人的聲音取代你，成為你生命的主軸，那麼在人生的舞台上，就沒有你存在的必要，你內在生命的創造之火將因此熄滅，生命力也出不來了。」

我相信是在生命力被阻塞的情況下，讓她的癌症基因開始活動。她的內心已經沒有存活的意志，已經沒有自己的聲音。她有她的人生，卻找不到舞台，這是一件多麼可悲的事！後來在進行第二、三次的諮商中，她開始猶疑不定的說：「我現在終於有一點點自己的聲音，可是我到底該選擇有自己的聲音而與先生衝突、與周圍的環境形成對立，還是寧願做一個沒有聲音的人，以維持表面的和諧？」

個案的成長背景裡，從小到大看著父母不斷因為意見不合而吵架，所以她一直在當協調者。她覺得一旦有自己的聲音，想過自己的生活，就會變得孤獨，會跟周圍所有的人絕裂，所以她選擇當一個沒有聲音的人，把自己的意見、想法和感受壓抑下來。而結婚之後，婆家的人畢竟不是自己家的人，使她更加戒慎恐懼，拚命想要討好他們，但心中又有抗拒。

她害怕自己的聲音出來之後，會破壞了婚姻。我告訴她：「有自己的聲音並不必然會與別人產生衝突。人與人的相處並不是比誰的聲音大，或是誰才有資格說話，而是在聲音和聲音之間取得溝通、協調。夫妻之間應各自發出自己的聲音，為彼此找個合音，形成一首完美的二重唱。如果妳的婚姻裡只容許一種聲音，那還要妳幹什麼？妳的存在有必要嗎？」

當個案的聲音再度被啟動的時候，她的癌症基因會變得不活動，其他的基因則再度活動，以重建她的免疫系統，癌細胞會被消滅掉，因為她的生機出現了。我協助她慢慢發出自己的聲音，從很小聲開始，讓那個聲音可以在先生、婆婆、小叔的聲音之間找到它的位置。在維持她音質的同時，也試著尋求與其他聲音的和諧，而不是衝突和爭吵。

當內在受阻的創造之火再度被啟動的時候，你將為自己的生命找出最想唱的那

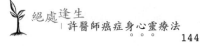

首歌。當那首歌被找到了，你就有了一個全新的未來。你對未來越有期待，越覺得它是可行的，就真的會擁有一個你所想望的未來。

在與個案做諮商的過程中，表面上，彷彿我只是跟個案進行對話交流，其實在這互動的過程中，個案的基因改變了，從一個強力的毀滅性基因，變成一個充滿生機的基因，再度活躍了起來，將腫瘤和有害的物質代謝、排除掉，也重建了免疫系統，這就是我所謂以心靈改變基因的身心靈治療法。

這樣的基因治療和實驗室裡的基因治療是截然不同的。實驗室固然可以製造出很有活力、很健康的基因，但這個基因是在誰的身體呢？大家想必明白我的意思：重點不在於給他一個多好的基因，而是誰在跟這個基因互動？是我們的心啊！

基因藍圖是為生命藍圖而服務

每個人都有他自己的生命藍圖。在人生當中，我們都有自己想要完成的事，所以有一股求生的動力，讓我們得以從事所想望的任何活動。基因為我們服務，讓這一切成為可能。

如果沒有基因的活動，我們所有的生理活動都將變得不可能，一切生命的活動也都不會存在。基因藍圖是為我們的生命藍圖而服務的，它充滿各式可能性，是一切生理活動的基礎。因為我們有個對未來的生命藍圖，對未來的承諾和希望，這直接啟動了基因所謂生理活動的機制，讓我們的各個生理系統能夠完美運作，以致我們可以上班、吃飯、睡覺，可以結婚生子，可以喜、怒、哀、樂，可以和別人互動、從事我們日常生活所需的各種活動。

不管是身為總統，或是一個賣蚵仔麵線的攤販，基因都為每個人的生命提供了生理上的基礎，得以過我們的生活。我們從事的每一件工作，是由於基因在背後撐著我們，它是生命和所有一切的動力，調節了我們的生理活動，沒有基因，這一切都不會存在。

有一派科學家提出相反的意見，認為基因本身想要存活，而透過我們來繁衍，以延續它自己的生命。我們只不過是基因的寄主，是基因的傀儡，而基因以存活為一切的出發點，其本質是自私的；這和所謂「生物達爾文主義」及「社會達爾文主義」，一切以競爭為出發點，適者生存，不適者淘汰，都是當代的謬誤觀念。這種說法意味著：我們的靈為了它自己的存在，所以把身、心當成傀儡，這是現代醫學可能會導致的一個盲點。

現代醫學認為身、心、靈是分開的，可是在新時代的觀念裡，它們是合一的。靈具體化它自己成為基因，成為生命的基礎、生命的來源，靈也將它自己的一部分變成我們的心靈、人格、自我，所以身和心都來自靈，也都安然地住在「恩寵的狀態」，只是現代心理學、醫學將人的心及身引領到偏頗的方向，而宗教上的「靈」卻又令人望之卻步或模糊難解。

如果一個人的生命藍圖走到了困境，過不下去了，就像我剛才提到的卵巢癌個案，她已經找不到活下去的意義，對未來生活不抱期望，在她生命藍圖上的未來消失了，那麼她的基因藍圖就會出問題。因為生命藍圖發出訊息給基因，告訴它：這段時間辛苦你了，你不需要再為我服務，因為我已經不打算有未來了。

再重複一次，基因的本質是信心、希望和愛，充滿了無限的可能，來為我們的人生服務。可是當這個人的心念告訴基因：很感謝你，可是我過不下去了；那麼基因沒有辦法違抗這個人的意志，沒有辦法堅持它的主人非得活下去不可，所以在基因的層面上，它做了一些調整，癌症的基因於焉啟動。

有一次，我在帶領的癌症治療團體裡做了一個練習，要成員們將過去至目前的生命做個回顧，並且開始規劃想要過的未來。我請成員們規劃出想要過的未來生活，以及在當下該採取哪些行動才能達到目標。可不可行、困不困難是另一回事，起碼針對想要的未來有個承諾，並採取一個甚至最小的行動來啟動希望的列車。

基因藍圖是為生命藍圖而服務，當人們規劃出他想要過的未來生活，意味著生命中最想唱的那首歌已找到了。對未來越是充滿著熱情、充滿著對生命的渴望，就越容易創造出一個新的未來，基因藍圖會因為主人對生命藍圖的渴望與熱愛，而產生最佳的抗癌作用。

這個關鍵在於：人們已開始認識自己是誰，以及什麼樣的生活是自己最想過的，而那樣的生活又如何與周圍的人產生一種良好的互動，如何在過程中克服一些技術上的問題，並且重新燃起對生命的希望。這不是空泛不切實際的夢幻，而是可以在當下採取行動、一步一步實現的目標。

什麼樣的生活方式會讓你覺得生命是有意義、有價值的，而這樣的意義與價值絕對不是別人或社會賦予的。你的基因聽到的是你內心深處最真切、也最忠實反映出來的聲音，這也是我在治療室裡聽到的聲音——我花了十幾年對自己的自覺及別人的探索，才聽到的聲音。

很多人的生活陷入了困境，充滿了痛苦、無力感及悲傷，覺得再也走不下去了。此時，並非突然出現一個科學家把他的基因治好，就可以讓他活下去。

心怎麼辦？即使把他的基因治好了，心還是死的啊！縱使治好了基因，如果心是死的，那麼還是會把那個已經治好的基因再度弄死。這樣的基因醫療有意義嗎？只不過是一場生物科技的遊戲罷了，那是基因遊戲，而不是尊重生命。說得嚴重些，其實是在操控生命。尊重生命是在身心靈都予以尊重的基礎上，對「人」進行治療，而不是很偏狹的對「基因」進行治療，無視於此人的心和他的生活。

當一個人對他的生命藍圖和未來充滿熱忱，每天醒來就像一個小孩子般充滿赤子之心，那麼愉悅，對未來充滿了好奇，這樣的生命連多活一天都是賺到的，那時候，生命的長短已經不重要了。

很多癌症病人的生活是一成不變的、機械性的，沒有對未來的渴望、熱情及活力。也許你覺得他的生活看似過得不錯、很美滿、沒有問題的樣子，可是我告訴各位，他生命裡的那些熱情、那些活力，都已經跑到癌症去了。

現今的治療法只是用手術把癌症切除，用化療、放射線把癌細胞扼殺掉，可是我的治療卻是偷天換日、乾坤大挪移，把腫瘤的活力、旺盛的基因代謝，變成生命藍圖中的熱情，變成對未來的渴望，一個令人喜悅、很想直衝而入的未來。

治療師應該和癌症病人一起找出他們的生命藍圖，為目前的生命困境尋找新的出路、新的調節之道，甚至協助他們重建生命藍圖。

例如，剛才提到的那位卵巢癌個案，她再度發出屬於自己的聲音，找到她愛唱的那首人生之歌，也找到了自己的立足點，而不是在她的聲音和先生的聲音之間爭個你死我活。她的歌和先生的歌可以比喻為婚姻裡的各自表述，彼此互補，就像陰和陽一樣，孤陰不長，孤陽不生，它們沒有辦法單獨存在。當她慢慢掌握到這個訣竅，用這個法則和先生相處，便能產生新的生命藍圖，對生命再度有了信心、希望和愛。

當生命藍圖再度重建，基因藍圖也會跟著改變，基因裡的信望愛與生機、免疫系統強壯節部分被啟動，而毀滅性的癌症基因則再度變得不活動。具體上，可以看到的是，這個人越活越快樂，越活越健康，越活越覺得生命是值得活下去的，覺得自己可以過一個有意義的人生、一個想要過下去的人生，這樣的治療才是真正的身心靈整體治療。

疾病作為暫時的團結系統

疾病常常出現在人格遇到困境的時候。在那個困境裡，人格找不到生命的重心來將精力導引到某個明確的方向。

在生命的道路上，比如人生階段的轉換，或是從壯年期進入老年期的時候，在原來的方向上遇到挫折，開始質疑、打轉、困惑或痛苦，或已完成階段性任務，不曉得要把什麼當成下一個重心，以開展他的未來。這時候，人格處在失重的狀態，因為不知道下一步要怎麼走，不明白未來還可以做些什麼，找不到這個階段的生命意義，或是該去做什麼，而處於一種惶恐、焦慮的狀態，這時候人很可能會生病。

生病有其建設性的意義——這個概念恐怕很少人知道。生病就像倚靠的拐杖一樣，讓人格有喘息的空間，它是一個團結系統，用來幫助整合人格。

讓生活圍繞著疾病打轉來建立生命的重心，而暫時讓這個人格脫離原本失去重心和焦慮的狀態。在這裡，疾病的出現是作為一個團結系統，為的是讓這個人格有事可做。在那段期間，他的生命會以這個病為中心，發展人際關係、醫病關係，開展整個日常生活，生活暫時有了重心——只不過是圍繞在這個疾病上。

但是，這場疾病只能作為過渡階段。如果這個人格沒有開始找到生命的下一個重心及方向，他不會把這個拐杖丟掉，一旦丟掉了它，他將進入更焦慮、更恐慌的狀態。疾病有其建設性的意義。只有當疾病達到它的目的，而仍流連不去的時候，這個疾病才是有問題的。

疾病作為一個暫時的團結系統，以便人格可以在生病期間做內部整修，重新檢視來時路，也同時思索如何開始他的下一步，他的下一步要以什麼樣的方式進行。這樣的理論適用於所有的疾病。

如果不瞭解這一點，而把疾病貿然除去，會讓人格冒著得更大疾病的危險。疾病和人格是互相依存的——大多數的醫生並不瞭解這一點，以為把疾病去除了就沒事。

很多疾病是為了短暫的團結人格而產生的，提供人格一個喘息、思索的機會；同樣的，癌症也是。有的人以癌症為生命的重心，以之作為一種團結系統。當一個人得到癌症時，表示生命中產生強烈的失落感，處於極大的絕望之中，這時候，他充陷入了焦慮不安的狀態。

很多個案，自從得到癌症之後，開始以這個病為重心而開展他的人生，尋求醫院的治療，尋找健康食品、抗癌食品、生機飲食、各種偏方，練氣功、打氣、做能量治療，或是從事各式各樣的另類療法。大家有沒有發現，病人這時候的生命是圍繞著癌症為重心。但在這個過程裡，其實真正應該思索的是：真的要以癌症及所有的抗癌努力，作為生命的重心嗎？

假如在這個階段，個案沒有為生命找到能夠開展生命藍圖的未來希望，沒有找到一個他想要的生活方式，就會一直以癌症為重心來度過他的人生，因為人格不能放掉這個癌症！放掉癌症，會讓他陷入更大的絕望、更大的焦慮當中。現在，起碼有癌症為重心，起碼有這個病可以作為生命的焦點。對這一點的覺悟是非常非常重要的。如果個案可以為自己生命的下一個階段找到重心，則會產生一股熱情、一種新的活力，這就是我最喜歡比喻的「乾坤大挪移」。

這是一場活力爭奪戰、能量爭奪戰：將癌症的活力——一股擁有強大繁殖力、可以到處轉移、手術切除又可復發的那個能量，斧底抽薪式的給抽了回來；那是本來就屬於生命藍圖的活力，也是基因天生固有的本能。把這個活力展現於未來的生命藍圖，用到他覺得最渴望、最快樂、最有意義、也最能夠跟別人產生良好互動的人生上，則癌症就失去活力，會慢慢地萎縮，因為它的活力已經變成生命當中的歡笑、快樂或奮鬥了。

我再強調一次，很多醫學家以為把癌症治好就沒事了，病人就可以健康而快樂的活下去，那是以偏概全的做法，人格會因此而陷入更大的恐慌。即使把現有癌症治好了，還是會找到另外一個癌症，再以它為團結系統的重心——因為人格的問題並沒有解決，他不知道如何開始下一步。治療師若能在此階段徹底瞭解這個現象，幫助個案找到在未來生活裡可以過下去的方式，則個案將願意邁開步伐，進入下一個他能夠以之為重心的人生階段，帶著肯定的生命意義和喜悅感受繼續走下去。

人格必須自己願意走下去，才可能把癌症放掉。這時候危機變成了轉機。也許人格會有一段裹足不前的時間，會擔心一旦放掉疾病之後不知下一步該怎麼辦，但是癌症的意義就在這個地方：你沒得選擇，要嘛是生、要嘛是死、要嘛是拖！人格必須看清這一點。

如果治療師可以與個案一同面對生命裡的無助、痛苦、脆弱，找到生命的下一個重心，那就可能如有些個案一樣：得了癌症之後，整個人生觀改變了，下一個階段的人生和生病前的人生變得完全不同，然後病也好了。人生觀改變，是由於病好了，更想要活下去了，也使得下個階段的人生過得更有意義。為什麼？因為他把癌症當成過渡階段，作為啟動未來人生的一個動力，而不是緊抓住癌症不放。

一旦癌友能為自己未來的生命藍圖找到熱情、找到信心、找到希望、找到愛，基因藍圖就會改變，從自我毀滅的基因計畫轉為生機蓬勃的基因表現，這就是以基因治療為導向的身心靈治療法基本精神。

第十章　學習情感與情緒的表達

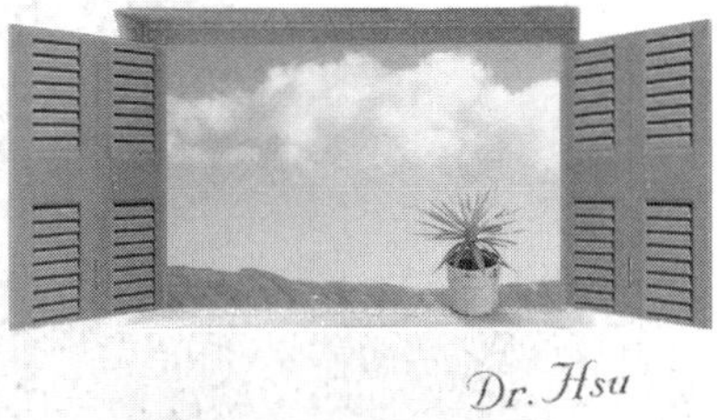

。。。

自我是身體的主人，如果自我沒有辦法爲自己的生命做主，這個人會活得快樂嗎？內在期待與外在現實之間常會有落差，對心理而言，那是一種沒有出路的巨大失落感。如果一個人的情緒表達不出來，覺得再怎麼說也是枉然時，他會出現無力感；而無力感與疲倦感，常是癌症早期的徵兆。

根據統計資料顯示，癌症患者在情感和情緒的表達上較為壓抑，他們通常容易抑制自己的感受，以迎合別人的需求，也較不會表達自我。雖然這不是放諸四海的標準，可是臨床上的確有這樣的現象。

我輔導過一位肝癌患者，他認為自己的人生是黑白而非彩色的，覺得自己總是配合他人，總是在看人臉色辦事。如果別人有意見的話，他一向迎合旁人，而犧牲自己的意見。他甚至覺得自己不是生命的主人，不知為何而活，彷彿在為別人而活似的。

自我是身體的主人，如果自我沒有辦法為自己的生命做主，你認為這個人會活得很快樂嗎？我想大概不會。一個人的生命之所以多姿多彩，是由於他能夠表達自我的意見，能夠按照自己的方式生活。否則，生活還有什麼樂趣可言？

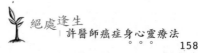

「不敢生氣」就沒有「生氣」

內在的期待與外在的現實之間常常會有落差，對心理而言，那是一種沒有出路的巨大失落感。這樣的落差，一開始雖然不至於形成癌症，可是慢慢累積之後，卻會使人逐漸變得沒有脾氣。如果一個人的情緒再也表達不出來，進入了槁木死灰的狀態，覺得再怎麼說也是枉然時，他會出現無力感；而無力感與疲倦感，常是癌症早期的徵兆。

與其說無力感與疲倦感是癌症造成的，我寧可說：「是一個人對生命的無力感與疲倦感，逐漸形成生理上的癌症，而非其反面。」為什麼一個人會難以表達自己的情緒？主因是怕起衝突。有些癌症病友相當敏感，他會覺察到別人的情緒和內心狀態，但由於不希望和人起任何衝突，且他認為衝突、爭吵只會鬧得不愉快，對解決問題沒有幫助，因而覺得：「既然如此，又何必多費唇舌？」

心理學家發現，如果有負面情緒沒有表達出來，又無力自行化解，很容易對身體造成不良的影響。這也是為什麼許多研究發現，得癌症的人多屬於C型人格，也就是比較壓抑型的人格。這類型的人覺得：「如果我表達自己的意見，只為自己的生命奮鬥，是行不通的，別人不會同意的。」他們認為：表達自己的意見，最後換來的只有衝突，所以寧願把內心的感覺壓抑下來，但他們的內心是不快樂的。

有人認為憤怒是很不好的情緒；這樣的觀念並不正確。一個人為什麼會憤怒？因為他有期待。事實上，憤怒的原始目的是要對現狀提出抗議，使外在情境能夠符合內心的期待。它的本意是：我希望人生能夠符合我的期待。當內在的期待跟外在的現實有落差，或是期待落空時，我們就會憤怒。

憤怒是一種能量，是為了要讓我們產生行動去跟別人溝通，表達我們的不滿，並且表示希望別人用什麼樣的方式來對待我們。如果一個人明明對現狀不滿，可是壓抑了下來，就會開始變得沮喪、憂鬱而感到無能為力。生命中一兩件小事無能為力，或許沒有關係，因為還有其他的活路，還有可以奮鬥的領域；可是，如果生命中最主要的生活區域都令人感到無力、沮喪，並覺得無法掌握自己的人生，那麼活下去還有意義嗎？

當一個人對未來感到絕望的時候，其實正好給了癌症生存的溫床！所以我們必須重新看待憤怒情緒，並且善用憤怒的能量。我們應如何藉由憤怒的能量而採取既符合現實、又能有效溝通以改變現狀的方法呢？心有不滿，是因為我們希望採取平和的方式來改變現狀，讓生活過得更好，這是憤怒的原始目的。

憤怒和暴力是不一樣的。暴力是對改革的無望而產生的反擊，它會帶來破壞；而憤怒是為了現狀的改善。俗話說：「水能載舟，亦能覆舟。」如果沒有辦法善用憤怒，它就有可能會變成暴力，而暴力是我們不樂見的。如果因為厭惡暴力，而把我們的不滿、憤怒都吞進肚子裡的話，會變得無力、沮喪、憂鬱，對生命就不再有期待，也不會想努力去改變什麼。

當一個小孩對父母說出「我恨你」的時候，他真正要表達的是：「我這麼愛你，為什麼你要這樣對我？」因此，我們可以說：憤怒是為了得回愛的一種手段。如果對一個人沒有期待，就不會有憤怒。可惜的是，我們通常只表達了憤怒，卻沒有表達期待以及對愛的渴望。這是很容易被忽略的一點。

人們常說「期望越大，失望越大」，以致人們甚至不敢再有期望。可是，一個沒有期望、沒有希望的人生，怎麼走得下去呢？如果我們不能善用情緒和外界或他人溝通，那麼就會對自己的生命感到無能為力。

試想，一個人如果連自己生氣的情緒都不敢表達，那他會活得愉快嗎？同時，我們也看到有些人極力地主張自己的意見，拚命想主宰別人，而我們又不想成為這種人，所以不妨採取妥協之道，那就是：溫和而堅定地表達我們的主張，不貶低他人的意見；表達自己的情緒，卻不傷害別人自發性地做自己，成為自己生命的主人。

現有的教育制度常讓我們對自己缺乏自信。我想可能的原因是，在整個教育過程中，孩子們常被鼓勵去模仿、學習並且服從，很少被鼓勵去表達自我、對自己有信心，導致自信及自我肯定的態度在無形中被剝奪了。

一個人如果對自己的存在有信任感，他會很自然地表達自己的情緒，而不會擔心展現情緒將遭受否定。

很多關於癌症患者家庭背景的研究發現，患者的家庭常常不容許他們表達情緒。只要一開口就被否定，只要表達自我就被責備，這種小孩長大後，在情緒的抒發和表達上比較困難，所以，我們應該從小就開始培養孩子的自信心。自信並非來自驕傲、看不起別人，或藉由勝過別人而得到表象上的自信；自信是對自己存在的價值有信心。

放手做自己

當一個人內在和外在的滲透壓相差過大時，容易造成崩潰。他會越來越覺得自己對外在情境是無能為力的，越來越覺得他不是自己生命的主人，活得越來越悲哀、越來越不快樂，相對的，他的免疫能力當然也會下降。

在癌症個案的治療過程裡，我常鼓勵病友們要做自己，一旦他們感覺到自己被接納、被認同、被支持，往往就會有療效發生。他們不再覺得自己是一個無足輕重的角色，不再覺得必須掩飾自己，不再認為自己沒有價值，而對自己的生命重新燃起希望和信心，盡情地做自己。當感到自己的存在是有價值的時候，他們會去幫助別人，產生活下去的意志。

坊間很多癌症的治療機構都會對患者說：「你要活下去呀！你要有求生意志，你要知道心的力量很偉大等等。」可是，如果當事人不覺得他活下去有什麼用的時候，講這些又有什麼效果呢？除非患者真的感覺到他能夠表達自我且被接納，自己作為存在的一份子是有價值的，唯有如此，他才會體認到活下去是有意義的。

幫助個案找出他活下去的意義，發現他存在的價值，才是我治療癌症的重點，而不是一味的鼓勵他要堅強的活下去。

這個時代為什麼罹患癌症的人越來越多？我的想法是：現代社會中能夠真正做自己的人越來越少，很多人慢慢地迷失在生活裡，迷失在人際關係裡，迷失在職位或是性別裡，而離自己的本心越來越遠。

如果一個人是很自發性的（spontaneous），他的內心與外在的一切——無論是人際關係或工作——沒有落差的話，基本上身體不會累積很多的情緒，他可以從容去處理、去面對，也就不容易生病。

在我治療的癌症個案身上，常常發現他們整個內在與外在的生活差異太大了，內心有那麼多的痛苦、無力感，卻有辦法解決及面對，甚至沒有辦法去求助他人。

我曾經治療過一個乳癌個案，這個病友認為：如果她去求助，是一件非常丟臉的事，讓別人看到她脆弱、無助的一面，會比殺了她還難過；所以在別人面前，她總表現得很完美，讓人以為她沒有任何問題，也不需要別人幫忙似的。可是，她的內心很慌亂，沒有辦法調節自己內心情緒的落差。

我們的社會存在著很多的扭曲，總認為唯有做個好好先生或太太才能被容許。我們很少真的用愛心、包容去對待周遭的人，很少讓周遭的人覺得可以全然做他自己而被接納，毋須很努力地表現傑出才能被認可，毋須賺大錢、很有身分地位才會被尊重；而是作為一個個體，天生就有存在的價值，可以有脆弱的地方。甚至身為一個大男人也能盡情的哭，能夠顯露脆弱的一面，他所有人格的面向都可以為自己所接納。

當一個小孩子不被容許發脾氣的時候，他的脾氣會更壞。當一個人可以很自由自在的去探索情緒，他會知道該如何去調節或是宣洩他的情緒，也將學會如何表達情緒，並在社會及家庭能夠接受的範圍內做他自己。

可是，我們的教育及社會觀念，都希望人不應有脾氣，應該很溫和，不能生氣，好像生氣就是在找麻煩，就會破壞形象。如果一個人流露出脆弱、無助或是憤怒的那一面，常常會讓人家覺得很奇怪。似乎每個個體都被期待永遠保持在一個和平假象上，其實這樣的觀念是不對的。

我期盼癌症患者不要為了表面上的形象，而不斷扭曲自己真實的內在。我的職責之一是，幫助他們重新與內在的感受產生連結，然後為那個感受找到一個外在世界能夠接受的表達方式；幫助他們去做他自己，而為社會與環境接納；幫助他們可以自由自在呈現他們的情緒，並非被期待永遠都得是個好好先生或好好太太。

每個癌症病友的背後，事實上隱藏了很多未被表達的情緒，然而那些情緒並不是在一開始就是如此憤怒、那樣鬱卒。情緒之所以變得那麼糟糕，是因為在早期的時候沒有處理，不斷地以錯誤的方式累積，到最後連當事者都沒有辦法去面對，而只能被情緒席捲。這當中夾雜著很多的怨恨和不滿，到此時要重新化解這些被阻塞的情緒並不是不可能，但比較困難。

怎樣才能把這股被阻塞的創造之火，從一個扭曲、破壞的形式——即一個讓癌細胞成長擴散得更快的形式——轉變成生命中一股正面的能量呢？又如何才能藉由這種能量去開創他想要的生活呢？

我常常告訴病友：「不要想著等你病好了，你要做些什麼。而應該假設現在沒病，你要做些什麼。」很多病友總是這樣說：「我有很棒的理想，我對人生有很多的期望，只要我病好了，我就……」我直截了當告訴他們：「如果要等到那一天，不知道要等到什麼時候，不如你假設兩種情況：第一、假設你明天就會死，那你甘不甘願？如果不甘願的話，就立刻去做你想做的事吧！如果你想服務人群，當下就去做，不要等病好了才去進行，否則只不過是個自欺欺人的想法而已。第二、就是假設你的病已經好了，身體一天天恢復健康了，那麼去做你想要做的事吧！」

不要盼著：「等我的病好了，我要去做對人類有意義的事，我要去追逐我的夢想。」根本不需要等那一天，或許你也沒有那一天。如果你有夢想，就去實現吧！

去找身邊的人商量，將他們的建議化為你的助力，不管你是不是一個癌症病人，讓你的生命開出燦爛的花朵吧！

衝突也是一種溝通的過程

很多人擔心他們表達了自己的情緒後會產生衝突，甚至可能會危害到飯碗，或是讓彼此不愉快而無法做朋友。可是，試想如果你不向朋友表達真實的感受，只是暗地裡不悅，縱使表面上沒有發生衝突，你們之間的距離也會越來越遠，這和發生衝突做不成朋友豈不沒有兩樣？我希望大家把衝突重新定義：「衝突是為了溝通彼此的感受，讓事情更順利。」

為什麼會有衝突？因為你的期待與對方的不同。如果不表達意見，你們之間的落差依然會存在，溝通沒有達成，而你仍舊不開心。

不妨把衝突定義成：為了找到交集，找到雙方都能接受的結果的溝通過程。它是一種雙贏、妥協的相互調節，而不在於計較誰贏或誰輸。倘若能以這樣的角度來看待衝突，那麼衝突本身就會有很不同的意義。在這樣的過程當中，你可以表達自我的意見，可以和別人產生很好的溝通，可以很有力的做自己，可以讓事情變得更好，卻不會傷害到別人。

可惜在我們的成長過程裡，很多人都沒有學會這套技巧，而把衝突的結果演變成不是你哭泣，就是我受傷；到最後，大家唯一學會的就只是逃避，不願面對問題。可是問題依然存在。情緒也是如此。一個人的情緒如果沒有被面對，它也依然存在。

在輔導癌症病人的情緒表達上，我的做法是協助他們：一、如何把情緒變成正面的、溝通的能量。二、如何藉由表達自我，與對方達到真正的溝通。三、如何相信當你表達自己、做你自己的時候，你的生命會變得更好。

當一個人覺察到生命的力量感及掌握感時，他將不再無能為力，而原本黑白的人生也會開始展現絢麗的色彩。有人說：「癌症是長期的憂鬱和沮喪造成的。」這句話一點也不為過。甚至可以說：「一個人對生命無力感的極致表現就是癌症！」

如果我們太過認同自己的情緒，就會被它帶著走，為它所左右；可是如果完全壓抑情緒，就會和我們的內在變得很疏離，到最後不認得自己。如同剛才所提到的，腫瘤的背後都有一股被阻塞的強大情緒，它已經變成有質量的狀態了。現代醫學對於癌症的治療只是把腫瘤切除，那不是解決問題的根本之道，應該從整個生命情境著手，讓那被阻塞的活力再度發洩出來，讓人得以藉由那個能量更全然地表達自我，並為社會、環境所接納。

我們如何才能運用愛因斯坦的公式$E=MC^2$，把腫瘤的質量轉為能量，變成生命的活力，使我們的人生從黑白變為彩色，讓一個絕望的生命重新復甦？那就是，讓這個人可以再度掌握人生，過他想過的生活，把被濃縮的情緒再度開發、釋放出來。

在這樣的治療過程裡，重點不在於這個人可以活多久，而是他怎樣才能活得更快樂，並且能做他想做的事情，完成人生的價值。很多人在得了癌症之後才找到人生的意義，並對社會產生重大的貢獻——這句話一點都不假。

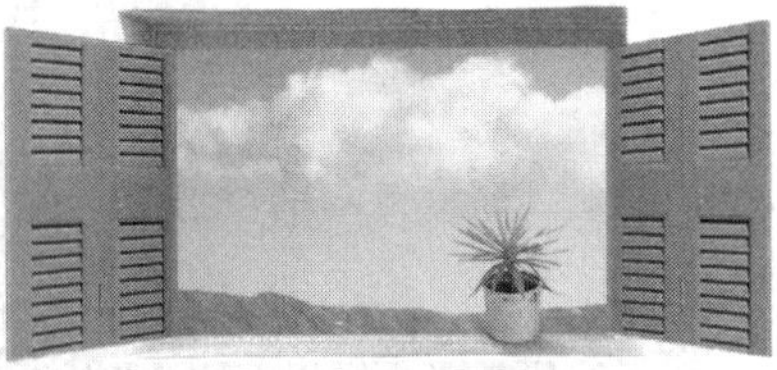

第十一章　接納自己存在的價值

。。。

對很多人而言，存在的價值是取決於所做的事情。他們不能接受自己做得不好，很努力讓他的人生符合一個完美的角色或標準，一旦碰到外界的挫敗，常會產生很深的自責與無力感，甚至否定自己存在的價值。這種自責，給自己莫大的壓力，是致癌的重要影響因素。

在輔導癌症病患的過程中，帶給我很深的感觸。

許多人將其存在的價值，取決於他所做的事情。他們不能接受自己做得不好，努力讓自己的人生符合一個完美的角色或標準——十足的完美主義者。他們的人生就如古代希臘神話所說：「薛西弗斯在一段斜坡上，不斷把石頭往上推，可是無論怎麼推，那個石頭終究會下滑，而一旦滑落之後，他又必須不斷地往上推。」

這樣的人生價值取決於他完成了些什麼。不過，通常他完成某事之後，總覺得自己做得不夠好，老是不斷地給自己壓力，或是鞭策自己。他完全不能接受自己做得不好，沒有辦法不努力，同時也很害怕失敗。

無論完成些什麼，你都很有價值

我的意思並不是指人不應該努力，而是在一個人努力的背後，他是否真的肯定自己的價值，是否接納自己。他接納自己是因為完成了什麼，還是因為自己是什麼，這兩者之間有很大的不同。

許多人在成長的過程裡，沒有得到足夠的肯定、足夠的接納，生命的底層是空的，所以他必須於存在價值空洞的情況下不斷努力，不斷證明給自己或別人看。就如同剛才那個比喻，薛西弗斯往上推著大石頭，可是過一陣子，石頭又會往下滑，他必須不斷推，直到筋疲力盡，再也動不了，而被石頭壓垮為止。

有些人覺得不努力就代表墮落，就會被別人看不起、被人唾棄。對他們來說，這樣的感受比死還難受。甚至當我問個案：「如果不努力、墮落、讓人家瞧不起，和死相比，你會選擇什麼？」個案回答：「寧願死！」

這正是我覺得現代人很可憐的地方。很多人常常是活在行動（Doing）上，而非活在存在（Being）上。成長的過程中，他們並沒有建立「因為喜歡自己、欣賞自己、肯定自己、愛自己」而發展出來的人生態度。

抱持著「喜愛自己」的人生態度，生命才會比較接近一種創造性的遊戲——因為在骨子裡就認定自己是有價值的人，能夠接納自己，並且自我肯定。因著這樣的認知，人們可以發揮自己的價值，做自己喜歡做的事情。這樣的人生態度是輕鬆的、幽默的、自我滿足與自我成長的；這樣的人縱使在人生中遇到挫折，頂多一笑置之或自我嘲諷，他會看得淡、想得開，並且自我調適，以便再度面對人生，並不會因外在的挫折而得到致命的內傷。

將價值建立在行動上的人，他們的自我價值是建立在做了多少事、做得良好與否、有沒有扮演好自己的角色上。如果做得不夠好，便覺得自己毫無價值，會被看不起，而且不被他人接納。這樣的人很難回頭去看他自己，因為當回頭看自己時，他看到的是一個不喜歡的自己、一種懶惰的本性、一個如果不努力就會墮落的自己，所以他必須不斷往前衝，為自己訂立各式各樣的目標，向外達到自我價值的完成。但他達到自我價值完成的過程，卻是咬著牙根的，並不是由於滿足而自然產生的向外滿溢——他的內心是空的，因此不斷想去抓外界的東西來得到安全感和成就感。

喜愛自己人生態度的人，生命是滿溢的，他能肯定自我，不論做什麼事情，都會怡然自得；而將價值建立在行動上的人，不能肯定自己，不論他做得多好，都仍覺得自己的心是空的，必須要做得更好來證明給自己或周遭的人看。

價值建立在行動上的人，最不能接受別人認為他做得不夠好，所以會帶著很大的壓力去從事生命中許多活動。他們對生命的態度非常嚴肅，自我要求很高；對他而言，眼前是無盡的目標，身後卻是萬丈深淵。這樣的人碰到外界的挫折，或是人生不如意的時候，常常會產生很深的自責或無力感。他不能原諒自己，除了徹底面對內在的空虛外，還有自我價值的缺乏，彷彿他的內心有個黑洞，不斷拉扯他，逼他不斷努力，直到筋疲力盡為止。這樣的人很難接受別人對他的批評，別人的批評會讓他受到很重的內傷，所以他必須不斷努力以獲得他人的肯定。

想想看，如果一個人的生命目標，是不斷地達到讓別人沒有批評只有肯定的地步，那他肯定會把自己累死。這樣的人遇到挫折、壓力時，沒有辦法表達內心的脆弱、沒有辦法面對內在虛弱的感覺——一旦表達出來，不正表示他徹底失敗了嗎？

人生境遇有了挫折，對他們而言，就彷彿一場致命的打擊，他無法求援，因為求援只會加深他自己的懦弱，招致別人的嘲笑，或是讓完美的自我形象破滅。

有很多人是利用外在的成就來證明自己的存在；例如：是不是體面的工作、有沒有得到別人的肯定、生意做得夠不夠大、是不是完美的媽媽或負責任的太太。如果這些工作都做得不夠好，他們會覺得自己沒有存在的價值，會覺得自己是個徹底失敗的人。這種自責，給自己這麼大的壓力，是致癌的重要影響因素。

無法安然存在於當下這一刻、無法接受自己是一個「如果什麼都不做也很有價值」的人，生命裡缺乏安適的存在感，這種人大多焦慮不安，而且常常是往外求，沒有辦法停駐在當下這一刻，去享受生命的自在和喜悅。他們在乎別人對他的感受：別人覺得他好還是不好？別人覺得他成功還是失敗？別人有沒有肯定他？像這樣的人通常並不在乎自己的感受，因為別人的感受遠比自己的感受重要。

很多癌症患者對自身的感覺通常是較麻木的。我問過個案：「有沒有些許對生命的美的感受？是否聽過任何一場音樂會，或是一首樂曲，而感到非常喜悅或想哭？」有個個案很離譜的對我說：「我不知道自己有什麼樣的感受。」在感受的層面上，他們跟自己的內在相當陌生疏離。為什麼？因為他永遠在乎別人怎麼看他。

他是如此在乎外界如何評價他，以致無從與自己的內在達到真正的接觸，甚至因此耗損了所有的精力。

處於這種狀態的人，對自己的身體常常也是很陌生的，所以他們的肢體動作多半較為僵硬且放不開，陷入緊繃的狀態。對於這樣的個案，我會引導他們開始進入向內的自我覺察。

如何向內自我覺察？

一、重新建立對心裡真實感受的親密接觸。

回到與自己真實感受的親密接觸上，回歸內在，以碰觸內心的感受；如：「今天的心情怎麼樣？」「當下的覺受如何？」「對這件事情覺得很生氣，還是很窩心？」重新去體驗過去一直逃避面對的感受。

二、接納自己存在的價值。

感受自身存在的價值，不是建基於那些外在的標準，不是賺多少錢、工作做得多好、上司或家人是否稱讚，或是有沒有扮演好角色，而是回到內心，重新接納自我。

關於這一點，我感觸良多。在現有的教育系統下，一個小孩的價值，常常是建立在他表現得多好、有沒有達到父母立下的標準、有沒有符合社會人們的期待；然而，沒有任何一個小孩應該被置於在這樣的要求之下。

尊重每個個體存在的價值

現今的社會或家庭教育似乎都出現了很大的問題，我們多半只看到一個人的表象，並且以偏狹的價值觀念和指標來評論一個人。

我的意思並非指這些概念不應該存在，而是當我們對一個人的價值採取這樣的觀點，會容易忽略掉他真正的內在。我們不可能要求一個小孩子表現良好或是符合標準，卻從來不管他內心真正的感受。

我們也不能用一個人表現得好或壞來決定他的價值。就好比父母對小孩說：

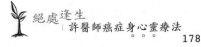

「只有當你的表現符合我的標準、符合社會的標準，你才會得到愛，才有價值，否則就是壞小孩，沒有糖吃。」這樣一來，小孩長大之後會把這種價值觀內化。如果他的表現沒有符合標準或期待，便會覺得自己沒有價值。

每個小孩應該以身為其獨特的個體而被接納、被肯定，由於他的個別性被看見，使他更加認識自己、瞭解自己、喜歡自己、欣賞自己，因而發揮他的專長，得到所想要的成長方向。

在現今的教育制度之下，很多個體是被犧牲掉的。人們不是因為表現出自己真實的樣子而被接納，常常是由於表現出別人喜歡的樣子而被接納，所以人們開始變得跟自己內心的感受疏離，也跟自己身體的覺受疏離。成年之後，這樣的疏離常會因為一些外在的挫折，而將整個內在的問題暴露出來。

我發現，很多癌症的病友都缺乏自我幽默。對他們來講，彷彿存在的價值必須付出很大的努力才能獲得。他們必須不斷向上，扛更多的責任，卻離內心真正的感受越來越遠，也偏離了生命應有的安適感。他們不知道自己是為誰而活，也不知道生命是為誰而綻放，只是覺得空虛、疲倦，到後來甚至迷失了人生的方向。

我並不鼓勵病友拼命往前衝，相反的，我鼓勵他們表達脆弱的一面，表達內心的無助，讓他們回到治療室滋養的氣氛下，很誠懇、很深刻地面對生命的底層。

我常常問癌友一句話：「如果你沒有像現在這麼努力，如果你不是為某個標準而活，如果你不為別人而活、不那麼在乎別人覺得你做得好不好的話，你會怎麼樣？能不能接受自己的挫折？如果不那麼努力，可不可以？」

我不期望他們更努力，反而希望他們能夠不努力，因為如此，才有停下來的機會，住在當下。當他再度擁抱內心真實感受的時候，彷彿獲得新的生命，不再像個將溺斃的人一樣地掙扎、不斷想要向外抓住任何可以支撐的東西。

當他開始打從心底自我接納、自我肯定時，會從內心升出一股力量，以高度創造性的遊戲心情和輕鬆的態度看待人生，而非不成功毋寧死、強調人一定要怎麼樣的嚴肅心情。

他的生命將是一場很棒的派對，不是因為內心空虛而去做些什麼，而是很自然、很喜悅地想要這樣表達。在內心充實的狀態下，讓創造力自發性地滿溢出來；而非由於內在的焦慮，便想藉由外在的表現來肯定自己存在的價值。

每個生命都有存在的價值，每個生命都應該深信而且能夠去欣賞、喜歡自己存在的價值。因這份認知，呈現了自己的能力、表達出自己的思想，或是在各行各業裡展現才華。

一個以外在的肯定而被教育出來的孩子，將非常沒有安全感，而且會以成敗論英雄。由於我們社會膚淺的價值觀，忽略了人更大的價值，所以社會上大多數人都缺乏安全感、缺乏對自我的肯定。

如果你問我：「現階段這個社會最大的問題是什麼？」我會說：「那是一種集體的空虛。」因為人們沒有真正去面對自己的感受，害怕一旦面對內心真實的感受後，發現是空的、沒有價值的，所以人心變得浮躁不安，無法安適。而我會把這些感受當成癌症病友是否自我覺察、自我成長的指標。

當你永遠在符合別人的標準、做給別人看的時候，生命是不快樂的，而且不斷累積的壓力會削弱免疫系統。當你開始自我覺察、自我成長的時候，你就回到了原點，開始欣賞自己的存在，重新面對自己的感覺，甚至開始為自己而活。當你開始為自己而活，會自然而然帶給周圍的人喜悅與成長，兩者的生命態度是截然不同的：一個是進退皆死無葬身之地，另一個是進退皆海闊天空。後者這種「自我接納」對一般人來說是相當困難的。很多人在成長的過程裡，不但沒有因為做自己而得到肯定，反而得到的是批判，甚至連自己也很難去接受自己存在的價值，而只是在別人的眼光當中，搜尋自我存在的意義與價值。

在我的癌症治療團體裡，這樣的認知會被反轉過來。個案第一次發現，可以做自己而被鼓勵及接納。同樣的，這也會逐漸內化到他的人格，而開始一點一滴地自我肯定及接納。

我們的教育要求人人符合標準，做個模範生，和他人比較及競爭，而不是要我們去發現自己的價值，去做我們自己。很多人沒辦法喜歡自己、欣賞自己，甚至逃避面對自己。他沒有對自我價值的肯定感，總是希望求得完美的標準來讓自己活得下去，並符合外界的期待來建立存在的價值，但到頭來卻可能發現生命是一場空。

失敗也是一種成功

一時的失敗並不代表這個人就沒有價值，可是很多人會把這兩者搞混了。抱持這種人生態度的人會造成一種很可怕的局面，他們只能接受生命裡的成功，不能接受失敗或挫折。可是人生本來就有起有落，如果每個人只能接受自己的成功，而不能接受自己的失敗，我想這世界上起碼有百分之九十九的人不快樂。

一般人總認為，從哪裡跌倒，就要從哪裡站起來，這也是一個很外在的說法，能否接受自己的失敗才是最重要的。一個人如果能夠接受「失敗和錯誤也是人生的一部分」，他會覺得失敗並非毀滅，而是一種經驗、一種學習的過程。

我們的社會總是歌頌成功或是功成名就的例子，對於失敗者，往往少有寬容。然而，一時的失敗並不代表這個人就沒有價值，甚至他的價值可以因為失敗而更豐富。在一般的認知裡，一個人的失敗意味著這個人沒有能力，可是他有能力讓自己失敗啊！這是豁達的人生觀呀！我們從人生的失敗當中所學習到的，搞不好比從成功當中學習到的更為豐富。

我有個個案，自生病後重新反觀自己的一生，發現到：如果沒有生這個病，他不會變得謙虛，不會變得可以去體諒別人的感受，可能還是相當的自我中心，覺得別人對他的付出是應該的、理所當然的，希望自己永遠活在光環下，別人必須永遠以他為中心。生病之後，他開始學會感謝，學會去看生命的深層，而不只是看表象的成功或賺多少錢。他學會和別人情感交流，不再把自我價值等同於事業的成敗。

如果一個人不能接受自己的失敗，那他的成功是虛幻的——因為他會看不起那些失敗的人。癌症是教一個人回過頭來愛自己的契機，他將因此學會由世俗的標準回歸心靈本質，而非以更苛刻的態度來批判自己做得好或壞，自己的人生是成功還是失敗。

我要再強調一次，一個人並不需要做得多好，或是追求到完美的境界、符合了世俗的標準，才能肯定自己、愛自己，而是先要打從心底接納自己、肯定自己、愛自己；在這樣的基礎上，再去發揮自己的能力。這是建立在肯定自我價值的基礎上去表達自我，而非骨子裡覺得自己是空的，所以必須做得夠好來證明自己存在的價值。

如果一個人必須要做得夠好，才能證明自己存在的價值，那麼哪天做得不夠好，他不就沒有價值了？不就死路一條？當一個人可以承認、接納他自己存在的價值，有一天他做得不好，大不了再做一次，可以再轉往別的方向，可以自我成長，或再度學習，瞭解自我存在的價值並不會隨著失敗而一起敗掉。

就如同畫家不會因為畫了一幅很糟的畫而切腹自殺，大不了撕掉，再重畫一幅。但是，我看到很多人，當覺得自己的人生畫面很糟的時候，不是重畫，而是把人生畫面連同自己一起毀掉。

整個社會都建立在這樣一個不好的基礎上，所以每個活著的人似乎都壓力重重，難怪現代人有那麼多的不快樂，那麼多的人得了憂鬱症或是癌症。別人如此看待你，已經夠悲慘，更悲慘的是，很多人也是這樣看待自己。當自我價值崩潰時，免疫系統也隨之崩潰，自我毀滅程式就跟著啟動，很快的，他就跟我們大家「莎喲娜啦」了。

人存在的價值不是因為他做得多好，而是因為他天生就有價值。一旦他自己及社會大眾都接受了這一點，無論他做什麼事情都是很有價值的，就算一時失敗，也可以再度學習，再把它做好。

我相信，這些概念不只用在治療癌症上，更可以運用在整個家庭教育或是學校教育裡。

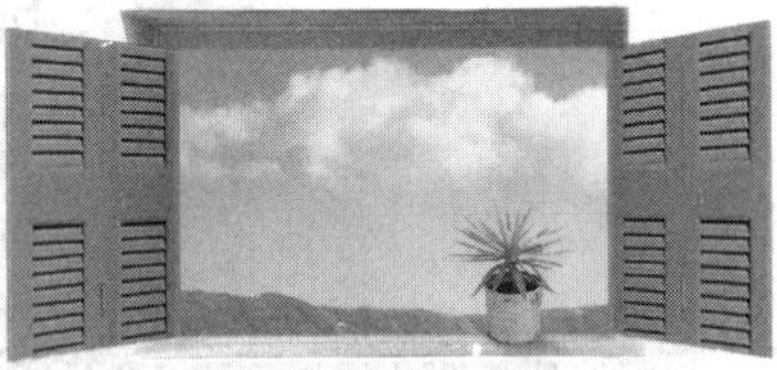

Dr. Hsu

第十二章　如何減輕臨終的痛苦

有位個案問我：「如何在臨終的時候減少病痛的折磨，死得痛快，平安的走？」我的回答是：「你怎麼活，就會怎麼死，死亡的過程，其實就是你一生的縮影。」如何在死前完成你這一生的使命？你尚未完成、尚待解決的又是什麼？這是我們要去一一面對的。

我治療的癌症病人常常對我說，他們其實並不害怕死亡，比較怕的是做化學治療的痛苦，還有死前病痛的折磨。有的個案甚至告訴我，他寧願死，也不願再做一次化學治療。

我有個肝癌的個案，她的先生在八十八年六月因病過世，而她在八十九年年初也被診斷出罹患肝癌，正因為她看到先生在生病那一年所受的痛苦跟折磨，害怕自己也會步上那樣的後塵，所以一發現自己有肝癌，她馬上逃離醫院，在心中盤算自己的後事。

其實，很多癌症病友相當害怕復發之後必須經歷的那些過程；例如，不舒服地躺在病榻上、內心充滿著不知向誰求救的無助感、逐漸蠶食身體的病魔所帶來的疼痛折磨，這些都是最令他們受不了的事。

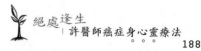

臨終的過程，其實是人一生的縮影

我在個案上發現，如果一個人還有很多未了的心願，內心蘊藏很多的痛苦、怨恨、不滿或不捨，或者對於即將離開人世這件事情，他根本就不願意接受，那麼這個人在離開人世的過程中，可能就會釋放出很多的痛苦，而這些痛苦其實是由他過去的人生一分一秒累積起來的。

死前，其實是一個人最好的靈魂成長時刻；在那樣的時刻，人的一生會以濃縮的形式浮現出來。所以，對於恐懼臨終痛苦的癌症末期病人，通常我會對他們做深度的心理治療。我會問他們：

一、「在人生當中，你有哪些未了之事？哪些事情讓你心有未甘？」人生中的未了之事，會在靈魂深處拉扯我們，造成生命的痛苦，也會在死前逐一浮現。我曾有位病人，一直想讀大學，但苦無機會，深感遺憾；所以，我建議他到大學聽課，滿足他的心願。

二、「生命中是否有些人、有些事，讓你始終無法原諒對方？」如果有這樣的不滿，卻沒有解決，此人將帶著怨恨死去。帶著怨恨而死的人，內心其實非常不平靜，通常也會死得比較痛苦。所以，請嘗試在自己的內心深處與怨恨的對象達成和解，把深藏心中的感覺表達出來，以達到宣洩的作用，並在宣洩之後，以不同的觀點來看待這份關係，讓這份關係從怨恨轉為寬恕。

三、「生命之中，有沒有一直無法原諒自己的事情？」也許過去做了某些事情，覺得很對不起別人；或是曾經犯下無心之過，造成別人終身的痛苦或很大的傷害，卻一直沒機會彌補和道歉。在宗教裡有一種懺悔的儀式，我個人並不贊同原罪或因果罪業等概念，而寧可以一種真誠的自我反省及學習的觀點來看待這些過程。

可是，如果心中有罪惡感，沒有說出來，沒有尋求寬恕、撫慰，甚至無法原諒自己的時候，一個人又如何能平安的走呢？對某些人而言，如果他能夠寬恕自己，並在生病之後的這段歲月能夠和對方講清楚、說明白，甚至與對方重修舊好，也許可以讓他了結深埋在心中一、二十年的痛苦往事。當他的心願了結之後，會升起一種圓滿、被寬恕或是懺悔過後的心靈平靜。

事實上，很多人對於死亡的畏懼是來自對未知的恐懼。對於未來覺得無法掌握，對於在世的親人、先生或小孩放心不下。我有位女病患，她非常害怕死亡，因為她覺得死後，那些金子、銀子，甚至孩子，都將留給另一個女人。這點讓她非常忿恨不平。這也是為什麼我認為得病之後，或是面對死亡，是人生最重要的靈魂成長時刻——此時人必須學會如何放下執著。

人生在世不可能真的擁有任何東西，也不可能帶走任何東西，連我們的身體也帶不走。可以帶得走的，是我們的靈魂、我們的記憶、我們的情感，還有我們對自己的覺知、經驗以及教訓。很多人在世的時候，會去控制、掌握或操縱些什麼，一旦生病之後，不再能夠做這些事情，會覺得很恐慌，放心不下。

我們必須瞭解，萬物有它運作的道理，每個人有自己的路要走。很多癌症患者常常說：「我放心不下我的小孩，放心不下我的先生……」那種對肉體的執著，對關係的執著，常常會造成一個人死抓著肉體不放，覺得只有當他抓住肉體才有安全感，才可以放心。

怎樣才能在臨終時刻體會到：人生當中，我們不可能真的擁有任何東西？我們真正要做的，其實是如何去珍惜。有時候，放手比擁有更為困難。如果我們能夠放手，放下那份執著，才可以真正掌握我們的生命。當我們不能掌握我們的生命，我們會什麼都去抓，以為這樣就安全了；事實上，你抓得越多，越感到恐懼。一旦你放棄那些執著，放棄想要掌握的人、事、物，反而是自在的。

有位個案問我：「如何在臨終的時候減少病痛的折磨，死得痛快，平安的走？」我的回答是：「你怎麼活，就會怎麼死，死亡的過程，其實就是你一生的縮影。」如何在死前完成你這一生的使命？你尚未完成、尚待解決的又是什麼？這是我們要去一一面對的。我常覺得：臨終這段時間，是人生當中最珍貴的一段時刻。

有些宗教團體會特別注重臨終時刻，譬如，主張唸八個小時的佛號就可以往生到極樂世界。基本上，我覺得這樣的做法只是反映出親人對往生者的關心，希望他能到好一點的地方。但是，真正決定往生者死後或是死亡的過程，通常是往生者自己心念上的變化。所以，不妨問問自己：「我是要帶著平安走，對我的人生覺得有個交代而心滿意足的離開？還是要帶著怨恨、不滿和痛苦而死？」

不只是已經得到癌症的人要問這個問題；我覺得每個人每天都應該問自己這個

問題。為什麼？因為，每天的睡眠都是一個小死亡，當你過完一天的時候，你是懷著什麼樣的心情入睡，跟你在死前會帶著什麼樣的心情死去，其實不會差太多。很多人在睡前會感到焦躁、不安、失眠、翻來覆去、想東想西，這樣的人在白天的生活裡，一定也有很多尚未完成、無法面對的事情，也許還帶著一種批判自己、譴責別人的態度與恐懼心情，面對他一天的結束。

試想，這樣的心情如果不及早面對，那在面臨人生的盡頭時，豈不更恐慌？連面對一天的結束都這麼不安了，那該怎麼辦？

相反的，有些人在入睡時，覺得自己是帶著甜甜的笑容，很滿意這一天，並且期待第二天清晨的到來，這是一種很好的心態。就好比我們每一個人，如果在臨死回顧一生的時刻，能有這樣的心情：「哈！這就是我的一生，很多事情雖然沒有盡善盡美，但起碼交代得過去。」我想你在死前不會受太多痛苦的折磨。

近代醫學把心理的痛苦和生理的病痛分開，其實兩者是一體的。一個內心不平靜的人，肉體上常常是痛苦的；一個心靈平靜的人，則身體相對舒坦。很多人常常會求醫藥來減輕自己的病痛，而沒有朝「心」去走，以為自己很無力，沒辦法掌握些什麼。我覺得這樣的觀念是錯誤的。當一個人有勇氣去面對他的一生時，他就知道如何去面對死亡。

死亡並不是生命的滅絕

臨終的過程，代表人一生的縮影，也反映出此人對生命的態度，以及對死亡的態度。一個人越恐懼死亡、害怕死亡，臨終時就會越痛苦。這和當代的文明大有關係。

由於科學主義當道的結果，除了宗教的信仰，大部分人——尤其是純粹科學主義者認為：人死後，一切都將歸於虛無。在這樣的觀念下，人會盡一切的力量來抓住即將崩解的肉體，覺得一旦放手，就什麼都沒有了。所以，在肉體臨終的狀態下，不但會把死亡的過程拖長，而且遭受的痛苦更劇烈。

若干研究顯示，有宗教信仰的人在面對死亡時，比較不會痛苦。為什麼？因為他們相信死亡並不是滅絕，相信生命、靈魂並不會隨著肉體的死亡而幻滅，或像空氣一般散逸。他們對死後的實相、死後的生命存有信心。因著這樣的信心，雖然仍會感到恐懼，可是已能夠鎮定的面對死亡。有趣的是，很多人是在死前才選擇去信教，至少宗教可以提供給他一個死後的天堂，最不濟還有個地獄，總比什麼都沒有來得好。

我的理念並不依附於任何宗教。事實上，也不是只有宗教才談到死後的世界及輪迴轉世，在新時代領域裡，有完整的思想和架構來探討生命的課題。

在我的治療團體裡，對這方面的討論是非常自由而且開放的。你不可能強迫任何人接受死後有生命的這個事實，或是因為自己接近死亡的恐懼，才勉強接受這樣的說法，而是要在生前就應該對自己的存在產生信心。除了肉體的生命之外，對內在的心靈世界、夢裡的心靈活動，也要開始建立熟悉感。

當一個人對自己內在的生命越覺察，對自己的實相就越有信心。當他面臨死亡的時候，也就不會覺得面臨完全崩解、完全毀滅的狀態。靈魂會比較平靜的離開軀體，走向下一個生命的旅程。

可惜的是，很多臨終關懷或是對癌症末期病人的輔導，多半走向宗教的皈依。對某些人來講，理智上雖不願意接受，但在情感上又有這樣的需求，於是產生了矛盾。有些人則是死硬派，堅決相信「死後生命並不存在，一切都將歸於虛無」；然而，這種想法甚至比相信有地獄更可怕，這也是後來為什麼醫學發展出一切以「延命至上」這種思想的原因。

時代在轉變，人們對生命的要求不再是長度，而是品質。在我所探討的領域裡，甚至還談到如何提升生命的品質。對於這類議題，很多人相當好奇、也很感興趣，其實，我們在生前就可以去做了。當一個人對自己的存在、創造力、情感和愛更有信心的時候，是可以做到的。有句話說：「未知生，焉知死。」同樣的，「未知死，焉知生」。

生死是一體的兩面。死亡，以新時代的觀念來說，只不過是另一段新的開始，甚至到最後，會覺得可以歡喜去迎接這個過程。雖然我不是佛教徒，可是在佛教裡有個術語滿值得推薦的，叫作「往生」。為什麼一個人的死亡稱為「往生」？意思是說：肉體的結束，是另外一個新生命開始的旅程。

在我十多年的研究裡，這一點，我深信不疑。我自己常常有魂遊體外的經驗，也曾經藉由肉體外的靈體，觀察自己的肉體。由於我有這樣的經驗，所以相信靈魂是可以在肉體外獨立存在，而且獨立運作的。

當一個人有這樣的體驗之後，他會知道靈魂是不依賴肉體的，會對死後的實相更有信心，而不會認為肉體的死亡就是一切的結束。不然，如果以為生命即將走向一切的毀滅，那樣的感覺相當可怕，而那種恐懼會延長一個人臨終的痛苦。

當面對死亡時越平靜，越可以安祥的死去。死亡並不是生命的滅絕，而是另外一段新生命的起點。對此一觀點越有信心，且在死前的體驗越多，就越容易相信，而不純然只靠著一份信心，當然也就不再畏懼死亡。

慶祝你的生命，讓身體順其自然吧！

很多人以為癌症末期的病痛是完全屬於生理性質的，因為癌症的復發、轉移，造成了生理上的病痛，讓癌症病人幾乎無能為力，必須依靠不斷注射嗎啡來幫助他度過這樣的苦難。因此，有些善心人士便提倡安樂死的觀念，認為在人生的終了，面對生理上的苦痛，我們為什麼不用安樂死的方式，直接打一針來結束生命？

我個人不贊成藉由安樂死來提早結束生命，倒是很贊成自然死亡的概念。當疾病已經不可逆轉，在醫學現階段的判斷下，是不可治癒的臨終階段，往往我們做了很多侵入性的醫學干預，只不過讓生命延長了幾個小時到幾天而已。「一切以延長生命為原則，多活一分鐘、一秒鐘便是醫學上的勝利」，這樣的思考方式，是沒有多大意義的。在尊重生命的基礎上，生命的長度與生命的品質，兩者必須兼顧，所以我並不贊成以延命主義至上的醫學過度干預。

生命有它的來，有它的去，有它自己的韻律。當自然死亡的時候，那是一個很神聖的過程。很多人覺得在自然死亡的過程裡有很多病痛，希望用安樂死的方式來提早結束這個過程；這是我不認同的。我並非特別殘忍，而是生命有它必得要面對的課題。

就像剛才提到的，我並不認為人在死前所受的那些苦痛，純然只是生理的，是無意義的。在我的身心醫學觀念裡，身和心是不分家的，很多肉體上的苦難和疾病，是內在心靈苦痛的釋放，是希望我們去面對生命當中一些未竟之事、未了心願，引導我們達到自我覺察、自我面對的過程。當我們達到的時候，生命就會從苦痛的狀態，轉到喜悅舒坦的道路。

這是人生當中不能逃避的過程。我們無法逃避在生了病之後赤裸裸地面對自己。大部分人沒有這樣的機會，可以跟一個很好的治療師來回顧一生；多數人都是孤獨的走向死亡。這是我覺得很可惜的地方。

臨床上，已有人提倡所謂「臨終關懷」和最後一段路程的生命尊嚴，可是還未真正觸及靈魂層面。如何陪伴個案走過這段路程，以一種慶祝、回顧的心態來看待他的一生？這一生裡，到底完成了什麼？有哪些未完成？如何看待自己、家庭、人際關係？他覺得自己此生是成功者、還是帶著屈辱而死的失敗者？這些都非常重要，可是從來沒有一個學派來幫助人們走過這樣的階段，而把注意力多放在宗教儀式或生理的過程上，如怎樣搶救器官，怎樣多做身體的干預，並沒有把重點轉移到人的內在生命狀態。

想想看，一個人活了這麼多歲月，要離開人世了，這是多麼莊嚴、慎重的一件事情。此刻最重要的，應該是去關懷這個人在這一世當中的喜怒哀樂，也許有些百感交集、帶點酸甜苦辣或是五味雜陳，但我們不應該把焦點完全擺在生理的照顧上，這是不正確的！

為什麼很多人走得那麼痛苦？因為很多人在死前都沒有真正地面對他這一生。所以，當我在輔導這些個案，甚至輔導一些臨終病患時，我會陪著他們一起走過死亡的幽谷，一起奔馳在靈魂的山谷與高峰，陪他們完成這一生。

如果人的一生沒有經歷這樣的過程，就好像一件作品在最重要的步驟上沒有完成一樣。經歷這過程的人，縱使走向死亡，也都是堅定而勇敢的；他將信心滿滿地邁向生命的下一個旅程。當他回首來時路，會有一種成就感和滿足，而不是那麼多的悔恨、那麼多的痛苦、那麼多的放不下。

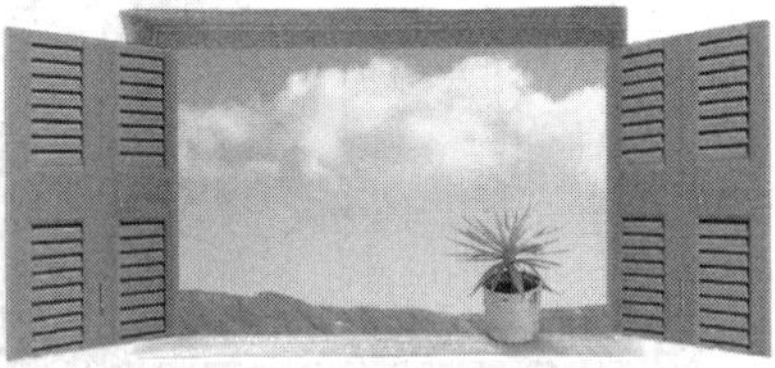

Dr. Hsu

第十三章　治療師的使命

。。。

從開始做癌症個案的治療和輔導至今，我眞的發現，在個案身上有比死亡更重要的東西，它吸引了我，縱使在死亡的籠罩之下，我覺得我的治療已然超越了生死。我不知道怎麼形容那個感受，我看見了，也被震撼，突破了我對死亡的恐懼。因爲在這樣的感動面前，死亡已經不足爲懼。

剛開始做癌症個案的輔導時，我的治療目標是為了增進個案的生活品質，而不是只為延長生命。我避免給自己太大的壓力，也避免給個案過度的期待，或不切實際的憧憬。基本上，我認為這樣的方向是對的，但是，如果說我不在乎個案能不能在這樣的治療法中得到疾病的緩解或生命的延長，那是騙人的。

傾聽疾病背後的偉大智慧

從事治療工作到目前為止，我的內心的確隱約起了一些變化，發現生命裡好像有比人是否能活得下去更重要的東西。當然，在延命主義當道的醫學思考模式底下，這樣的思考是很奇特的。在目前的醫療體系裡，都是希望人可以活得更長久，疾病可以控制住，甚至被治癒，一切以治療疾病、延長生命為醫界挑戰的目標。

遲至今日，安寧照顧的概念方為人們所熟知。人們開始重視所謂死前的尊嚴。當疾病到達一個不可逆的狀態時，人們不再只是期待用一些醫學技術來延長生命，而是能夠兼顧生命的品質和尊嚴。

從開始做癌症個案的治療和輔導至今，我真的發現，在個案身上有比死亡更重要的東西，它吸引了我，縱使在死亡的籠罩之下，我覺得我的治療已然超越了生死。我不知道怎麼形容那個感受，我看見了，也被震撼，突破了我對死亡的恐懼。因為在這樣的感動面前，死亡已經不足為懼。

那是一種超越生與死的了悟，我很難形容這種隱微的感受，畢竟那是在治療過程中我個人心路上的變化，我不曉得個案是否也能同樣感受到。

那是一種生命輪廓的浮出，甚至是靈魂偉大藍圖的呈現。我發現自己似乎觸及命運之神的思維，看到了一個人生命之可貴，也看到了一個人生命藍圖背後所蘊藏的智慧；隱隱約約地，我感受到那個生命智慧正引領著這個靈魂去經歷一些東西，也看到這個靈魂藉由這些經歷而得以學習並成長。這樣的學習與成長，背後有一股喜悅的動力，有一個很大的智慧，這個智慧不在乎死亡的威脅，它超越了死亡，甚至也許正是它創造了死亡這樣的幻象。

這種感受，讓我在對個案進行輔導的過程中，也不由得開始思索生命的真諦，以及在它背後的宇宙智慧，是如何巧妙的引領著個案在他的生命當中前進。

有個乳癌個案，她在生命當中一直非常慌亂，試圖為自己的生命尋找一條出路，卻遍尋不著，因而處在一種焦慮的狀態。她也非常恐懼癌症會復發。在輔導她的過程當中，我赫然發現，生命智慧欲引領她的是：如何去開展和學習愛人與被愛的能力！

在成長背景裡，她是在沒有愛的滋潤的環境下長大的，婚後她也不知道該如何對待先生、如何對小孩付出愛，於是她轉而希望能在事業上得到成就與肯定。後來，她遇到挫折了，整個生命就變得更加不安。

在這樣的個案身上，我發現癌症其實不是問題的關鍵。一個人得到癌症之後要面對的，並不只是怎麼樣去治療、能不能活下去的問題，而是如何重新調整生命的方向。

癌症是一個幌子，這個靈魂的偉大智慧背後的真正用意，是為了引領現在的她不要藉由逃避家庭來追求外在的肯定，而是回歸生命的基本面，學習自我肯定及愛自己，學習怎樣瞭解並珍惜她的小孩，如何跟小孩在情感的層面互動，如何對先生有感謝的心，如何帶著喜悅感恩的心情去成長、去愛人以及被愛。

某次參加癌友的團體之後，她告訴我：她覺得很奇怪，為什麼很多人都能夠對某些事物感謝、感恩，可是她從來沒有這樣的感覺，也不會跟任何人產生較深刻的情感交流！

我覺得她的癌症在我整個的治療過程中，已經成為一個無關緊要的問題了，它不再那麼重要。癌症存在的目的只是為了引領她覺察，什麼是她生命中該去珍惜的，什麼又是她的靈魂在這個人生階段想要學習與成長的。

諸如此類的例子，在我治療的個案當中不勝枚舉。我發現他們的生命裡，有某種東西是超越了死亡的。對我來講，與其說是在治療癌症，毋寧說是發掘靈魂在這假象背後的偉大計畫，一種朝向靈魂成長的愛與慈悲。這樣探索的過程，是對人生的一種禮讚、對生命的熱情，以及對自己存在的承諾。

我希望我能引領個案去發現：其實問題不在於得到癌症這件事，而是如何去瞭解及認識自己，如何去超越表象而追尋到自己的天命、喜悅及創造力，或是藉由癌症的啟發去校訂自己過去的人生，找到一個新的人生方向，能夠快樂活下去。

幫助個案找回純真的本我

我曾在治療某個肺癌個案中，探討了一個大多數人都有的現象，那就是：從小到大，我們大部分的時間都是活在頭腦的制約裡，變成了一種特殊的人類，我稱之為「成人類」。

成人類的特徵是：失去自發性──一種所有生物與生俱來的本能。很多事情，成人類會思考的是：是與非？有沒有道德？會不會被笑？合不合身分、性別、教育程度？合不合時宜？活在一座人工創造的叢林裡。

我記得《聖經》裡有這樣的一段記載：「只有像孩子一樣純真的人，才可以進天堂。」我想這句話的意思是，當我們長大成人，已經很難接觸到內在生命的活水了。

新時代有一派心理學特別強調「內在的小孩（inner child）」，意思是：每個人的內心都有個活潑天真、超越理性的內在小孩。當與內在小孩失去連結時，我們會悲傷、會壓抑、會不快樂，一切的作為都將是有所為而為。我們會為了道德、前途，為了滿足別人的期待、怕別人傷心，為了證明給自己看、給別人看、給社會看，整個人生變得很目的性、很有負擔，因而失去了對生命的真正熱情。但內在小孩則說：我要生活過得有趣，是一個很自在、有創造性，而且很好玩的人生。

很多人在成年之後就變得不好玩了。他們的人生變得不有趣，日復一日，過著一種連自己也不曉得該怎麼過下去的生活。大多數人最後都過得不快樂，然而內在生命的禮讚依然進行著，內在生命的創造之火依舊在燃燒，只因我們成人類的僵化思考模式及行為模式，讓這些能量出不來，而形成現在大多數文明病的根源，諸如糖尿病、高血壓等等。

如果真要治癒疾病，不光只是治病就可以了，勢必得從內在心靈著手。不僅是找到內在的小孩，我覺得那只是一部分，真正要做的，是引領人們找到他的「內我」、「本我」，充滿生命的創造力，一種內在的自發性。它就像大地，就像四季，就像大自然一樣充滿了蓬勃的朝氣，產生它自己的韻律；彷彿星辰的運作，有它自己的遊戲規則。

現代人對自己的內在是這麼陌生，對內我這麼恐懼。我們深怕犯錯，深怕做一些可笑、幼稚的事情，而不敢真的做我們自己。很多人以為做自己是指作姦犯科、任性胡為、只顧自己、枉顧他人，其實那是誤解。

做自己的真正意思是：傾聽自己內在的神諭，感受內在那個好玩的、有趣的、自發性的狀態。一旦接觸到那個泉源，你會知道如何過自己的人生，你會找到自己的人生意義，你會知道怎麼做才會快樂！

現代文明裡，幾乎百分之九十九的成人都不快樂。他們有了一個自我，卻失去了真正的自我；有了一個人生，卻迷失了自己真實的人生。他們不再能夠碰觸自己內在的世界，不再能夠傾聽自己內心的神諭，不再像孩子一樣自發性的玩、做他喜歡做的任何事。他們就如同活在自我牢籠裡的鳥，一隻不快樂、悲傷的鳥，深陷生活桎梏之中。套句新時代觀念裡常講的話：「就像一隻被黏在蒼蠅紙上的蒼蠅。」《聖經》也提及類似的一句話：「疾病來自憂傷的靈。」對於這一點，我完全同意。

在治療過程中，我衷心希望能引領個案找到自己內在的自發性。但它並不是像有些宗教家、道德家所講的，是一個至高無上的道德律、一種超脫世俗的佛性，或是所謂完美的神性。這些都是扭曲的標籤。

內在的自發性是不能被貼上標籤的。它不能被下判斷，也不能以你認為它該是什麼的心態去尋找。你所要做的，是去面對它、認識它，然後用你的理性去為它找到合理的可行性，而不是用你的理性去漠視它、壓抑它，或是評斷它。倘若你用理性壓抑自發性，你將不會快樂。

表面上我是治病的醫生，但後來我卻發現，其實我沒有治任何的病，反倒像在醫治一個人的靈，引領個案找到他內在的心靈，並重新發現生命中的喜悅。在這樣的過程當中，我自己得到了莫大的快樂，也碰觸了我內心那個有點頑皮、有點無厘頭，又有點莫名其妙的部分。

很多人覺得他們的生命已經不好玩了。你覺得生命好玩嗎？如果答案是否定的，恐怕你得好好的問自己：我過的是個什麼樣的生活？如果生活只剩下責任、義務，只剩下有沒有讓別人滿意、有沒有讓別人失望、有沒有常人羨慕的工作、賺的錢夠不夠買一棟豪宅、所作所為會不會被人家嘲笑，那麼你真的不會快樂。

治療師的特質遠比他講的話重要

有人問我：如何才能讓個案感受到生命的喜悅？我認為，生命是互動跟感染的過程。我非常希望自己是個超級病毒，能夠把這種對生命的感動渲染出去，把它感染給很多很多的人。

我常在想：如果疾病會傳染，那為什麼思想不能傳染呢？如果疾病會傳染，那對生命的喜悅有沒有辦法傳染給別人？對生命的那種自發性的創造、解脫的快樂，是不是也能傳染出去？

治療的過程，其實就是治療師與個案的互動情況。我絕對相信，治療師的特質，遠比治療師講過的任何話、使用的任何技巧重要。就像在教育理論裡，大家都知道父母說什麼不重要，父母非語言的表達、心裡所想的，以及真正做出來的事，才是最重要的。

很少有人想到，在治療室裡，治療師做了什麼、說了什麼，其實並不重要；重要的是，治療師本身是什麼樣的人，對生命抱持的是什麼樣的心態。他是個在人生道路當中戰戰兢兢、唯恐自己犯錯、拚命去看守自己內在、彷彿隨時會犯罪的一個超理性的人？還是一個在理性與感性上可以結合、對生命有熱情、也能體會生命的自發性與創造性喜悅的人呢？

我相信，治療師的生命態度和他如何過他的人生，在治療的過程當中是最具關鍵性的因素。但恐怕所有心理治療的書籍都不會寫到這一點。當個案看到治療師身上的特質，而去思考：「為什麼這位治療師對生命有如此多的熱情？」光是這樣一種思索，光是在這種氛圍裡互動，個案就會產生自己的成長和洞見。

我就是這樣的治療師。從小到大都不曾失去對生命的熱情，天生就不覺得理性可以解決所有的問題，天生就相信人的心靈有一種神秘的力量，而宇宙之中有我們所不瞭解的智慧。

不管有多麼可怕的疾病，不論生命看起來彷彿多麼糟糕，我都深信：那是表象，是為了引領我們去看見生命的藍圖，引領我們找到自己內在生命的喜悅，引領我們超越恐懼、選擇愛。我試著去信任，對生命始終懷抱喜悅和熱情，未曾稍減。

附錄　美麗人生的告白

。。。

這裡是六位癌友的眞情故事……

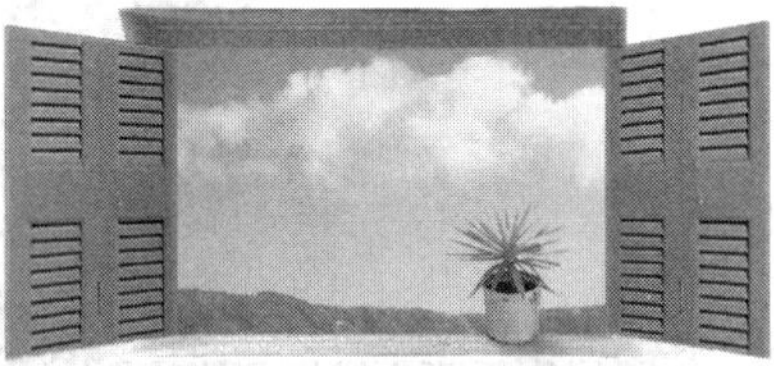

Dr. Hsu

人間處處有愛：周小姐的故事

有一天，我因身體不適到醫院做檢查。誰知那一天竟成了我與癌症奮鬥的開始。我罹患了子宮頸癌，頓時感覺完全麻木，難以相信這晴天霹靂般的噩耗，竟會發生在自己身上。

為何我會得了這種病？我早已忘了曾經滴下多少淚水。也不記得有幾回因想起此事而痛哭。我的心中除了無數次的吶喊之外，還帶著無奈。看著家人、親友以及心愛的兒子，我決定面對一切，接受與癌症搏鬥的事實，並且開始了一連串開刀、化學治療以及放射線治療的醫療過程。

在漫長的一整年療程之中，除了心靈飽受創傷之外，還須設法與癌症和平共處。就在心灰意冷、有著滿腹委屈的時候，有位朋友引薦了我到「新時代中心」。在那裡認識了很多充滿愛心的朋友，讓我在面對新的人生時，還能保有一顆無畏的心，得以坦然地面對現實中的一切。

我與新時代中心許多知心好友分享彼此的心情，交換彼此的經驗，就像兄弟姊妹般互相呵護與扶持，讓我覺得人間處處充滿了愛。正是這個愛在默默支持著我，讓我走出了癌症的陰影。

在許添盛醫師的癌症團體裡，我學習到了身心靈的治療方法，也親身體會到心理醫師治療病人的用心。許醫師教導我們如何紓解心理壓力，如何察覺自己心中的不平衡，如何增強免疫力，以及如何在信念上自我激發。我們一起探討一些主題，例如：如何活出自我、不在傳統刻板的觀念裡打轉；如何活得更有信心、勇敢表達真實的自我；如何使自己更為積極、走出過去、迎向未來等等。

許醫師對我們這群癌友的用心教導，讓我們每個人都過得很快樂。很感謝他這幾年來的指引，讓我對自己產生了信心，也激發了每個人對未來的希望。三年了，我們這群癌友成為很好的姊妹，彼此共患難、共勉勵，一同走向更美麗的人生。

生活品質操之在我：黃小姐的故事

我的先生是名職業軍人，夫妻生活向來聚少離多，家裡的事，無論大小，多由我一人打理。我與先生雖有夫妻之名，也有屬於我們的愛情結晶，但實際上卻與單親家庭的生活沒啥兩樣。雖然如此，我仍然一心企盼先生能夠早日退伍，可以朝夕相處，過著神仙眷侶般的日子。

熟知世事難料。就在先生退伍後，我猛然驚覺，原來我們之間竟是如此疏離。長年的分離，加上我的求好心切，使得我們之間的關係更形緊繃。終於有一天，一件我最不希望發生的事情硬生生地擺在我的眼前，我的先生外遇了！無視於我對家庭的含辛茹苦，對於我們之間長達二十幾年的婚姻關係也視若無睹。在一次次的衝突之中，我試著委曲求全，然而先生依然一心求去，最後，在他的執意之下，我揮淚放手，婚姻美夢破了，心也死了。

為了移轉悲傷，我將自己埋葬在工作及孩子身上，希望可以漸漸地將他淡忘。

一次偶然的機會，我看見電視「六分鐘護一生」的宣導短片，便順道至醫院檢查，哪知醫生竟然斬釘截鐵地告訴我：「你得了子宮頸癌。」就這樣，我進了開刀房，做了無數次的化療。一路走來，我咬緊牙根，心中的空虛和無助只能對自己說。

有好幾次，我差點放棄自己，但每每想到家裡等我回家的孩子，更不甘心自己的人生就此落敗。在幾番痛苦的自我掙扎後，我選擇活了下來。我對鏡子裡的自己說：「還活著，就好好活吧！生命的長度固然無法控制，生活的品質卻是我可以選擇的。」於是，我開始向外尋求幫助，參加一些治療團體，也因此而認識了周小姐。是她引導我到「新時代中心」，讓我重現了生機。

在許醫師帶領的癌症團體裡，一開始只覺得自己不再那麼孤單，有姊妹們彼此加油打氣，但對自己的健康其實沒有多大的把握。現在回想起來，發現大家的確都有長足的進步，這才猛然了悟到許醫師所說的：「人為什麼會得癌症？是心理先病了，生理才會病的。」

我相信：要治好癌症，一定要身心靈一起治療才行，不能只側重外在的醫療，心理其實更為重要。心理建設做得好，身體自然就會好。

癌症讓我改頭換面：李小姐的故事

第一次接觸許醫師的新時代觀念，是在八十六年由康泰醫療基金會在溪頭舉辦的「少奶奶聚會」。許醫師演講的一席話，到現在仍記憶猶新：「癌症的形成，是因為一個人的身、心、情緒無法得到適當的紓解，長期壓抑自己，因此喪失了自身的免疫能力而產生出來的疾病。」

回憶生病之前的我，似乎都是生活在負面的情緒當中，因而造就了這一場病痛。現在的我，有幸參與許醫師成立的身心靈整體健康成長團體。感謝許醫師提供給我們一種全然不同的人生觀：癌症只不過是一個提醒的訊號，它提醒我生活需要改變。而我也願意不斷的改變與成長，時時刻刻自我肯定，把生病的危機轉換成生命中的轉機。最重要的是，我們既然能夠讓自己生病，也就一定有本事讓自己的身體再次健健康康。

不再把自己當病人：賴太太的故事

身為「少奶奶」一族的我，發現乳癌的過程其實是很偶然的。回想起來，還真感謝上蒼讓我早期發現。那時正值工作上有轉變的念頭，一直遲遲下不了決定，稍後決定離開醫事檢驗的工作，心中彷彿卸下了重擔。

想起求學時，護理老師曾教導的胸部檢查乳癌法，於是洗澡時順便進行自我檢查，竟然在左胸發現硬塊，當場嚇了一大跳，剎那間的感覺，只有「驚訝」兩個字可以形容。腦中立即浮現學者們的醫學統計報告。根據報告顯示：不易罹患乳癌的因素為：一、多產婦，二、三十歲以前結婚，三、無家族史，四、哺乳母乳者。而我生了三個小孩，二十八歲結婚，無家族病史，也哺乳母乳，應該不會是惡性腫瘤，是良性囊腫才對！

一想到這裡，安心多了。隔日，立刻到醫院接受超音波檢查，醫師建議做切片。在確定是惡性腫瘤之後，我的心中升起一股自怨自艾的心理。為何是我呢？痛哭好一陣子之後，接受了這個事實，馬上安排住院開刀，切除左胸乳房，後來又接受將近半年的化學治療及一個月左右的放射線治療，接著服用荷爾蒙至今。

但是，心中的不安感及恐懼是難免的，害怕死亡隨時來臨的感覺也無法抹滅，自知要存活下來，需要有面對疾病的勇氣及人生觀價值的重新調整。

因著一份機緣，我從圖書館中看到《人生的轉機》這本書，內容是以「新時代整體健康」的理念、正面積極的思想，使身體恢復健康的方法。這讓我非常震撼，迫不及待地想要詳加瞭解這方面的理念。後來經友人引薦，接觸了「新時代中心」的許添盛醫師，他幫助我藉由個人身心靈的成長、生活方式的正面轉變，不再老把自己當成病人，從此活出了另一段健康、喜悅的美麗人生。

海闊天空的無限可能：許小姐的故事

來到「新時代中心」的心情，就像溺水緊抓住浮木一樣。

最初接觸心靈學的動機，坦白說，是為了逃避，為了攀附。因為自我價值感非常低落，所以只要一抓住可以證明自己的機會，就執著不放；然而，高傲的靈魂卻節節敗退。

過去的我，一聽到不合教條的事馬上掉頭就走，還自以為是，完全看不到自己的盲目，更沒有體恤別人的掙扎與眼淚。但是，人生變數何其多，誰能保證自己一生一世都在「理」上站對邊呢？

不久之後，就在自己未曾想到的地方，我摔了一跤。自己待人的不留餘地，如迴力鏢擲了回來，這才深深體會別人恐懼被歧視、渴望被接納的心情。同時，也察覺到自己即使吸收了再多的觀點，依然是心靈的漂泊者，並沒有真的活得更好。雖然外表上變得較原先外向活潑，但在核心的生命態度上，卻依然沿用舊有的模式，始終學不會放心、放手。望著這一切，我竟然只能無力、無奈，眼睜睜地看著自己的優越感在面前碎成一地……。

「神，你到底在哪裡？」這是我心底所能掏出的最痛吶喊，自己有限的理性思辯，無法渡越無限的生命之海。當我那麼渴望一點點愛的時候，你在哪裡？神啊！

你還愛我嗎？你還要我嗎？如果你真的存在，為何聽不見我的吶喊？

「尋尋覓覓只為了一個溫暖的擁抱，這樣的要求算不算太高？」聽到這首歌的歌詞，我的眼淚決堤了！凝望著頑固的自我及深陷其中的人性弱點之後，我那貢高我慢的心，開始學會了謙卑。

「孩子，我永遠不會對你絕望，古往今來的人性弱點，我看得太多。對此，我沒有責難，只是疼惜。重要的是：不要一再地自責和悔恨，讓自己在未來過得更好，這是你對『生』的義務。」在我的吶喊中，神以微小的聲音低語著。

那一刻我百感交集，對於自己被接納、被原諒，是那麼渴望，而神竟然沒有責難，只是疼惜。曾經因為自我價值感低落，感到自己不配被珍惜，而一次又一次拒絕神的愛，但神早就愛了，而且疼惜到底。頓時，生命的熱情再度燃起，身旁人們對我的關懷眷顧，也讓我深受感動。未曾善待過別人那麼一點點，然而，他人待我卻是溫情不減。

而今，再不敢輕言批判，只想輕聲地說：「有人願意懂你！」在每個人的生命故事裡，都有著他們收拾不完的深情，是生命如此深刻活過的地方。

「凡走過的，都不是冤枉路。」很久以前，這句話就曾經打動過我，如今才真正明瞭這句話的意義。生命裡的每個轉折都不是死路，而是海闊天空的無限可能。

深刻美好的再生經驗：甯先生的故事

二〇〇〇年的二月八日，中國龍年的大年初四，醫院開張的第一天，我被醫生宣判得了人類頭號殺手、癌症中的頭號死亡癌症——肺癌！突然之間，一個不抽菸、不喝酒、重視飲食營養、有自信，而且時常因有超級健康體力而受人讚美欽羨的我，像是挨了一記悶棍，四不著邊，腳不踏地，頓時腦際一片空白，無法與人產生關連，聽不清醫生說了什麼重要的忠告，也不知該問些什麼。

當時的心情及受到打擊的程度比罪犯聽到死刑判決要嚴重、複雜多了。因為罪犯在聽到死刑判決之前，不但都有很長的反覆法律程序，而且多有著罪有應得的心理準備；而當時的我呢？不管醫生的語氣多麼溫和，對我無異於晴天霹靂。

等我稍微清醒一點後，接著就面臨一連串複雜又莫名的情緒反應。「怎麼會是我？」我又不抽菸，家庭成員中又沒有任何癌症因子與記錄，肯定是該死的二手菸與空氣污染！我不認為自己怕死，擺出一副大丈夫從容談笑就義的姿態。做了一生的強人，不難再堅持幾個月。只是太倉促、太短了，太多的事情尚待完成，所以才對生命有點留戀不捨，我對自己辯解說，那不是「怕死」。

可是，想到在美國小女兒的訂婚喜訊及叮囑我明年八月務必趕去參加婚禮一事，忍不住飲泣起來。在告知身在美國的弟弟我得了末期癌症的越洋電話中，我交代後事似地拜託他務必代我出席，而且要在婚禮上有聲有色to give her away（送嫁），我忍不住哽咽大哭起來。那也不是「怕死」，而是親情的自然表現……。其實在心理學上，這些反應正是我在突然面臨死亡、恐懼的自然表現。數週間，我拍攝了遺像，寫下了遺囑，交代了許多該交代的後事。

我得的是肺腺癌末期，只有六至八個月可以活，（不同的醫生說法都差不多，在美國則平均是八至十個月。）只能以化學治療，而化療的療效又極低；報告上冷酷地寫著：「可延長病人壽命約一至三個月！」

我不敢把實情告訴家人。數日後，我的新婚妻子從醫生那裡打聽出來後，放聲大哭，我還得反過來耐心地安撫她。先是內心充滿了愧疚，但在費了一番好意依然無法撫平她終日滿面的哀愁後，我失去了耐性，擺出我「癌症患者」的特權身分，惡毒地罵了起來：「妳嫌我死得不夠快嗎？還要來催命！妳有沒有搞清楚，我是癌症病人，應該是妳來安慰我、鼓勵我才對，我怎麼會有多餘的時間與精力來對付妳，妳這個只顧自憐又自私的女人！」

我這位第二任妻子是大陸新娘，我發病時，她才來台兩個月，正處於對台灣的大環境及我的家庭成員間的各種適應不良狀態。雖然她與一般的「大陸新娘」有些不同，我在大陸時已經同她有段不算短的美好適應時期。她的年輕、美麗、時髦，應該理所當然可被我這個老醜接受才對，沒想到她來台後，在我充滿了教授、作家、明星、建築師及政經社會名流的社交圈中，突然間由我的妻子變成了我羞於介紹的「大陸妹」，為我一生的自信自豪，蒙上了一層自卑的陰影。

我最不喜歡與「自卑情結」太重的人交往，沒想到那時候的自己竟也成了這號人物。最初，我還很有耐性地想改造她，向她灌輸搭配衣服的原則，以及如何才能顯出簡單而高雅。可是不管我如何有技巧地暗示，或擺出開明的姿態說明我的意見僅做為她選購服飾的參考，她可以有充分的自主權等，但終究對她都形成了壓力，更加提醒了她是個「大陸妹」的身分。

後來，她忍不住宣稱自己好歹也曾經是福建省第一屆選出來的模特兒，有過無數次的服裝表演經驗，以這些過往來與我抗衡並自衛。我聽後就更加不屑地大笑，回應說：「那些表演的低俗，不知道鬧出了多少國際性的大笑話！」互相指責的戰爭於焉開始。

衣服只不過是眾多數不完的戰爭主題之一，加上她一再流露想移民美國的心思，更令我鄙視她的意圖，認為自己被利用，深為這場婚姻感到窩囊。當初看上她的爽直、誠懇、顧家等優點與美好的特質，如今全拋到九霄雲外了。

除了面臨死亡及婚姻的衝擊與壓力外，我還因管理家族財產而與兄弟有著誤解與衝突、長子負責養育母親的責任、婆媳衝突的調停困擾、強烈的自我認同危機，加上每晚上網在美國股市廝殺到天亮……，生活緊繃得喘不過氣來，時常歇斯底里為了一點芝麻小事而對人大發雷霆。在短短的數週間，我發了一生中從未發過的那麼多、那麼大的脾氣！在生死危機的關鍵當頭，我竟四面楚歌，有這麼多的索命強敵。

致癌原因中有「致癌性格」一說，不管真實度有多少，我的情況幾乎可說是準確地對號入座了。

然而非常幸運地，幾乎就在我發病的同時，救星也趕到了！有精神科醫師背景又專精輔導癌症病人的許添盛醫師，和好友王季慶女士，在出奇的機緣間向我伸出了援手。在他們熱心與耐心地聯手治療下，幾乎我所有的危機與問題，在短短三個月間皆得以清除：趕走了我對死亡的恐懼，也挽救了我的婚姻，平息了那些莫名的憤懣，開始過著我畢生從未經歷過的身心健康生活。

在復健的初期，我還有點搖擺不定，擔心再度重返地獄，如今四個月又重生似地過去，自覺心理已堅強得即使再經煉獄，也無所畏懼了。

我在發病的數週前，在一位友人的家中，認識了「完形心理學派」心理輔導師——邱小華女士。我讀過的心理學都是關於「心理分析」方面的，「完形心理學」是哪方面的學問，引起我的好奇與興趣。她說自己在王季慶女士創辦的「新時代中心」開課與開業。那段時間，我與適應不良的新婚妻子的鬥爭已開始熾烈，而且認為錯全在她。現在眼前出現了一位專業的輔導師，何不開明一點，把身邊這個頑強的女人交給專家去開導一番？於是就同邱女士安排了第一次的約談，那也是我生平第一次向外尋求輔導。

在這之前，我自覺對心理學的素養不錯，不但中肯客觀，還時常對別人輔導，也曾扮演過婚姻或感情顧問的角色，從不認為自己會面臨心理方面的問題。現在回想起來，發現那時的我才是心理方面的問題人物，生理上更早已是個嚴重病患。當時，我已到了壓力承受的極限，同邱小華的約談，正是我對外呼救的訊號！

王季慶女士得知我因癌症而取消第二次的完形心理輔導課程的同時，建議我不要取消，還說「新時代中心」有位專門輔導癌症病人的精神科從業醫師許添盛，可以為我進行特殊的「臨床治療」，極力推薦我與傳統西醫的「臨床醫療」同步進行，她認為會產生更有效、更積極的抗癌療效。她的熱情令人難卻，何況又是為我量身訂做、現成的生命危機處理措施，我就這樣開始了這場為時已半年的再生機緣。

我的課程真可稱得上「特殊」與「量身訂做」。我的輔導師除了許醫師外，王季慶女士也親自參與。許醫師較注重「精神」、「心理」的臨床，他特別專精於癌症的案例；王季慶女士則著重「心靈」輔導，這方面可說是她在「新時代中心」的專業。此外，由於她與我的私人關係，熟知我的興趣、習慣及家庭問題，除了居中解釋或補充資訊外，還常常機動性地轉移陣地，另闢新的相關議題，以便能有更豐富的資訊，也更貼近我心靈晦暗的那一面。

每次諮商的時間約一個半到兩個小時，氣氛溫馨、自在、明朗，好像在自家客廳裡談著另一個好友的閒話一般。相對於一般醫療門診的每次每人不到三分鐘，既冷酷緊張又不能問太多問題的場合相比，簡直不能相提並論。

輔導課的進行方式大致與一般的心理分析或心理諮商雷同，亦即透過被輔導者自我陳述或以問答的方式展示出內心世界及問題所在。在時間上，一直追溯到嬰兒以來的成長過程，空間方面則廣及情感、工作、成就、理想、學養、對生命轉折的態度等。我的態度開放坦誠，長期以來積壓的內在鬱悶，在最早幾次的會談中，像水壩洩洪似地獲得釋放。每次諮商過後，都令人感到一種從未經驗過的輕鬆愉悅，我想即便是向神父告解過後的效果，也不會那麼美妙。

後來在他們累積了足夠的基本資料後，開始指出我人格特質上的種種缺失。當對談的內容涉及我心理上的陰暗面時，羞愧難當的結果自然開啟了我的自衛機制。我開始辯解、合理化、正當化我的負面行為與習性，諸如主觀自我、操控家人、易被挑釁、隨時備戰等。我辯解道：「同樣的素材，不也正是我積極負責、面對現實、不逃避、不退縮的表現？我博學多識，比別人懂得多，我過去之所以成功，有過不少特殊的成就，不正是由於這些特質？……」有時爭辯得很不舒服，但他們兩位總是溫和善巧地對我耐性引導，設法解除我的甲冑，目的不是叫我就範，而是讓我明白那些正是我痛苦矛盾的來源。

一個重要的、也是我有興趣的題目是「自我」方面的問題，這包含了「身分認同」或佛法修行中的「我執」之類的討論。多年來，我曾有過很多這方面的反省與思考。

一個較恰當描述我自己身分的名詞是「濫好人／偽君子」的綜合體，從好孩子、好學生、好情人、好丈夫、好爸爸、好職員、慷慨義氣的好朋友，一路過來，做了一輩子的好人，做得很辛苦、很勉強，結果與一個「偽君子」不相上下！連一點內心的真實意願都表達不出來。更糟糕的是，當做一個「濫好人」的先決條件與基礎動搖時，譬如財富及能力不如從前時，那些令我自豪的「自我認同」也同時動搖，相伴而至的是長期浮現的失落與不安。

他們介紹了很多書籍給我，我也很用功地一一研讀。在一本名叫《慧眼視心靈》（*Anatomy of the Spirit*，中譯本遠流出版）的書稿中，我看到一幅有關人體能量迴流的圖解，讓我大吃一驚地發現：像我這樣有著虛幻「自我」的人，整個一生幾乎把所有的精力消耗在這幾方面：一、無法諒解的人。二、需要他人的贊同與讚美。三、需要掌控。四、金錢以及虛名。

這不正是我嗎？一一清算下來，一生中沒分配過任何能量在真實的自我上。數十年來走過的路，可說完全脫離了人生的真相。

醒悟之後，選擇該走的路就容易多了。大致上，後段的課程，他們多著重在協助我繼續發揮我本有的潛力，往更積極正面、有創造力的事情上發展。積極、勇敢、負責等原本就是我較好的個性特質，所以進行得非常順利。短短的三個月，我就步上了正途。又經過了三個月的觀察與調適後，現在可說在心理上已「痊癒」或穩定了。相較於同是新婚不久即面臨癌症困境的《恩寵與勇氣》（*Grace and Grit*）作者肯恩．威爾伯（Ken Wilber）與他妻子間長達五年的痛苦惡鬥與掙扎，我可說是速成與幸運多了。

值得一提的是，在受輔導的過程中，王季慶女士令我發現了自己的「神性」這個重要的觀念。新時代認為本質上每個人都有「神性」，每個人都是「神」。乍聽起來，有點異端，其實這個觀念一點都不另類；這與我們常聽到的「更高的自我」（higher self）、佛法中的「佛性」，或每個人都可以成佛的觀念，幾乎是一樣的（與那些無上權威的神當然是不同了）。

王季慶女士在我放棄那些虛幻、劣質及負面人格特質的同時，也鼓勵我發掘自己內在的「神性」，並向自己的「神性」臣服！對，臣服！不是向敵人或任何權威者，或向任何至高無上的神臣服。這是多麼自然又具說服力的一種修持方法！

從那時起，我開始把自己內在的「神性」，不是當成反省的座標，就是看成修持的目標。漸漸地，我謙卑起來，感到自己曾經有過的愛心與慈悲太過狹隘；同時，又感到自己的優良本質也時常閃耀出光芒。整個療程可說是一種非常有效的自我救贖的過程。

以往看過不少心理、心靈及宗教方面的書籍，並且自以為還頗有心得。在許、王兩位輔導的過程中，不但令我察覺了自己的孤陋寡聞，更令我發現自己做學問的方式與態度上的缺失。

過去，我所學的幾乎全都是為了要認識外在世界或批判現實社會，心理、心靈及宗教方面也不例外，瞭解到的是別人的心理、心靈問題，而我真正需要的，不但是向內的發掘與充實，更需要長期持恆地反省與修行。

在我有了新的人生觀、新的生活方式、新的生命的同時，常常興起一陣陣感激之心。除了感激許醫師、季慶、妻子和家人，以及許多支持我的好友外，還多了一個要感謝的，那就是我自己——我的「神性」的出現。甚至，有時我會想：我還得感激這次癌症，否則我恐怕永遠不會有如此深刻的反省與美好的再生經驗。

記得一位有類似經驗的癌症患者在一本書中提過：若非透過癌症獲得那種美好的重生感受的話，他還會去再經歷一次癌症！這也正是我向一些朋友表達過的感受。

最後我要提的是，像許添盛醫師這種以心理／心靈的重建來輔導癌症病人的專業，不但在台灣的正規醫療制度中沒有，在歐美先進國家也是少有；即使有，也是被歸入「另類」之中。

而「正規」傳統醫療制度在面對癌症處理上的薄弱及缺失，一直招致很多專題的探討與批評。它至多僅照顧一些癌症病人的「身」，非但照顧不到癌症病人的「心」，往往還加害到他們的「心」！

許多報告顯示有相當多的癌症患者不是死於癌症，而是被冷酷的醫學統計數字嚇死的！心理／心靈與生理／病理間，是可相互影響、相互作用的，這是近二十年來現代科學上最富意義的成就與突破。

大家早就急迫地感到心理／心靈方面治療的需要與重要性，但目前仍只停留在以志工的非專業又各自為政的方式進行。每年癌症都是高居十大死因的榜首，加強這方面的研究發展，積極促使其有組織地納入正統的醫療制度之中，著實是一件刻不容緩的事。

〈後記〉
我們是如此的生死之交

許添盛

上禮拜到高雄為一位癌症朋友舉辦「生前告別式」，一進門口，映入眼簾的是「賽斯村」的介紹，靈堂上方則高掛著「靈魂永生」字樣。不瞞各位，當一坐進主祭官的位置，我已淚水潸然，眼前浮現出所有過去我曾深深投入治療、後來卻往生的癌症病友的面容，而我，「從來不曾」真的去參加他們任何一位的告別式。

我不知道他們在天上的靈魂是否有一絲一毫責怪我的意思，責怪我陪他們走過大半的抗癌歲月，一同成長，一同遊玩，一同嬉笑怒罵，竟沒有陪他們走這最後一段路？

我習慣一個人獨自面對內心的悲傷，在高速公路上飛馳，搖下車窗，我可以盡情的大哭，滴滴眼淚濺灑向天空，一盡我心中對他們的思念。

有時候我不敢停下腳步，也不敢佇足回顧，天啊！我是如此的想念他們，因為有過如此深刻生命情感的交流與分享，在生命墜落、最恐懼不安的時候攜手並進，就如一位癌友描述的「我們是如此的生死之交」。常常，一而再地，那些身影、那些笑容、那過去的一點一滴、那靈魂深處的悸動，浮現在我的眼前。

當一位癌友在我面前深切的哭喊：「真的想再活下去！」用那悲哀、絕望、企盼的眼神看著我，我的心真的痛到了極點，令我不禁懷疑，如果再多那麼一點點痛，是否我也會承受不住。出於一種無法形容的複雜感受，我告訴他，但也要他不要透露給任何人──那我減壽五年給他好了。可是，他還是沒能活過那一個冬天。縱使我能為癌友的生命注入熱情、希望及信心，畢竟無法代替他們而活。

多年來，這些生命的掙扎在我眼前演出，有生離死別、有悲歡離合，我也歷經許多次的耗竭、質疑、崩潰及重建，卻從未曾放棄為癌友們開創一條「身心靈治療康莊大道」的心願。學生、好友兼癌友的高雄優生婦產科醫院院長吳昇龍，曾問我一句話：「這麼多年下來會不會有挫敗感？」「是的！當然有，但不論是為了那些已往生的癌友、目前仍在和癌症作生命搏鬥的朋友，或將來可能罹癌的朋友們，我絕對會持續奮鬥下去的。」我心底這樣的告訴我自己。

記得之前看過一部靈異警匪片，描述一對共同辦案的警察，一個在陽間，另一個在陰間，兩者合作無間。我常在想，也真的感覺到，那些我曾輔導過已往生的癌友們，也從他們現在存在的層面，為我加油、打氣，以無盡的愛、支持及祝福，甚至更深的癌症身心靈治療的洞見，引導著我及千千萬萬受幫助的癌友們。

在此一併感謝那與我一路走來共同奮鬥的伙伴及學生們，高雄的久芳、台中的嘉珍、新莊的滿珍及蘭香、台北的羅那，還有新時代中心的心靈輔導師、新生命協會的師兄師姊及同修們，我愛你們，也衷心地祝福大家。

〈參考書目〉

《邁向內在的朝聖之旅—賽斯心法》，許添盛著，方智出版

《你可以不生病》，許添盛著，方智出版

《許醫師安心處方》，許添盛著，遠流出版

《用心醫病》，許添盛著，遠流出版

《許醫師諮商現場》，許添盛著，遠流出版

《絕處逢生之旅》，許添盛著，遠流出版

《賽斯讓你成爲命運的創造者》，王季慶著，方智出版

《人生的轉機—癌症的身心靈治療法》，*Cancer as a Turning Point*，Lawrence LeShan, Ph.D. 著，方智出版

【賽斯書】

《靈界的訊息》，*The Seth Material*，方智出版

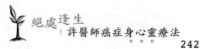

《靈魂永生》，*The Eternal Validity of the Soul*，方智出版

《個人實相的本質》上、下冊，*You Create Your Own Reality*，方智出版

《個人與群體事件的本質》，*The Individual and the Nature of Mass Events*，方智出版

《夢，進化與價值完成》，*Dreams, Evolution and Value Fulfillment*，方智出版

《夢與意識投射》，*Dreams & Projection of Consciousness*，方智出版

《心靈的本質》，*The Nature of the Psyche*，方智出版

《神奇之道》，*The Magical Approach*，方智出版

《未知的實相》上、下冊，*The Unknown Reality*，方智出版

《心靈探險──賽斯修鍊法》，*A Seth Workbook : Create Your Own Reality*，方智出版

《意識的探險》，*Adventures in Consciousness*，方智出版

〈附註〉

如果您認同本書的觀念及內容，想要接受我們的協助；如果您十分認同本書的理念，想依循本書的觀念成為一位助人者的角色；如果您樂見本書理念的推廣，而願意提供精神及實質的協助；請與下列單位聯繫：

- **賽斯學院之中華新時代協會全人關懷組：**

台北總會　羅那　電話：02-27995108　傳真：02-26593180

E-mail: p1206606@ms17.hinet.net

http://www.cnas.org

台北市內湖路二段一〇三巷七六號十二樓

新莊分會　方滿珍　電話：02-29903858, 0932249696

台北縣新莊市昌平街八二巷十三弄十六號十一樓

台中分會　陳嘉珍　電話：04-24514783, 0915057188

E-mail: addjane0327@pchome.com.tw

台中市中港路二段一二二之二九巷二一之十二號

高雄分會　黃富姻（久芳）　電話：07-7224118, 0921228948

E-mail: fuyin511@ms77.hinet.net

高雄市苓雅區建民路三四九巷四號三樓

香港聯絡處　董潔珊　電話：009-852-90351791

E-mail：sandy0809@netvigator.com

● 賽斯學院之癌友新生命協會：

台北總會　電話：02-26955598　傳真：02-26950261

E-mail: love.newlife@msa.hinet.net

http://www.love-newlife.org.tw

台北縣汐止市康寧街一六三號二樓

台中分會　邱棟樑　電話：04-22120477

台中市自由路四段三一四號七樓

嘉義分會　楊素珠　電話：05-2369515

嘉義市興業西路一四五號三樓

高雄分會　簡麗桂　電話：07-3972101

高雄市三民區建德路一九一號五樓

國家圖書館出版品預行編目資料

絕處逢生：許醫師癌症身心靈療法／許添盛口述；
張雅眞文字整理. -- 初版. -- 臺北市：
遠流, 2004[民93]
面；　公分. --（新心靈叢書；45）

ISBN　957-32-5257-0（平裝附光碟片）

1.癌　　2.心身醫學

415.271　　　　　　　　　　　　93010941

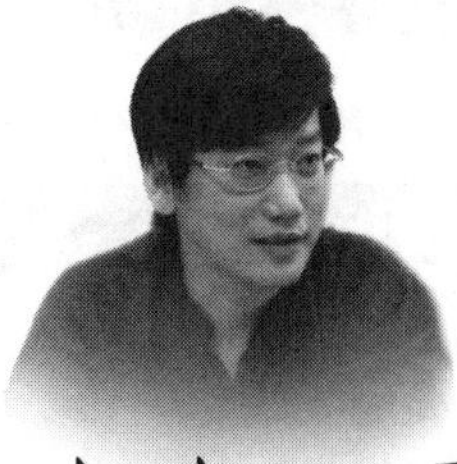

癌友身心靈健康講座

許添盛醫師主講　有聲書(CD)系列

第1片　**威力最強的抗癌心法**
第2片　**你可以不生病**
第3片　**意識力量轉化癌症**
第4片　**癌細胞想要回家**
第5片　**創造力與疾病的關係**
第6片　**解脫心中的枷鎖**
第7片　**不當自己多好**
第8片　**以病入道**
第9片　**我要活下去**
第10片　**不要讓癌症再復發**
第11片　**意識轉化潛意識**
第12片　**生命的意義是什麼**
第13片　**鑽石開懷論**
第14片　**生的快樂，死的自在**
第15片　**讓問題自行解決**
第16片　**一個沒有準備好要死的人絕不會死**

有意購買者請洽中華新時代協會或癌友新生命協會